チームケア時代を拓く
看護マネジメント力UPマガジン

Nursing
BUSiNESS

2021年秋季増刊

データを制する
看護管理者は
病棟運営を制す

ヒト・モノ（カネ）
問題を解決！

データ分析・活用入門

編著●宇都由美子

鹿児島大学病院 医療情報部 教授・部長

JN013598

MC メディカ出版

はじめに

　医療や看護を取り巻く環境は、厳しさを増すばかりです。その背景には少子高齢多死社会の到来を背景とする人口構造の変化とそれに伴う疾病構造の複雑化・多様化があります。しかし、それ以上に医療界に大きな影響を及ぼすようになった要因は「経済」です。本書を手に取ってくださった看護管理者の皆様方は、1990年代初頭に我が国で起こった異常なバブル景気が破綻し、景気が急速に悪化した一連の出来事をご記憶でしょうか。また、2008年のリーマンショック後は相次ぐ企業の倒産や失業率の増加に拍車がかかり、医療経済も骨太改革の名の下に縮小を余儀なくされました。そして、2020年新型コロナウイルス感染症の感染拡大により、我が国のみならず世界中が経済と医療提供体制に甚大な被害を受けています。

　このような時代の変遷と経済に翻弄されながら、医療機関は生き残りをかけた病院経営健全化の努力がますます重要になってきました。看護管理者もトップマネージャー、あるいはミドルマネージャーとして、病院経営に深く関与せざるを得なくなっています。特に看護部門は、病院内で最大の人員を抱えており、それらの人材を活用して患者ケアのみならず入院料等において最大の収益を上げるという生産性の向上が、病院経営の浮沈にかかっていると言っても過言ではありません。

　本書は「重き荷を背負いて遠き道を行くが如し」のご苦労を重ねておられる看護管理者に是非読んでいただきたいと願って世に送り出しました。第1章は看護管理者が知っておくべき経営指標とその意味について、看護管理者の思考に近い形で平易に解説しました。第2章は、病棟・看護部改善のために、データ収集・分析を行う目的、意義、また、病棟にあるデータの種類、収集する手法、収集時の注意点などを具体的に解説しました。第3章では問題解決に役立つツールとして、パレート図、グラフ類、ロジックツリー、グルーピング法など、「いつか私も使いこなしてみたい」と思っておられたツールの活用法を具体的に紹介しています。これらの知識・技術を身につけることで、業務改善のみならず研究にも応用できます。第4章は改善に取り組んでみたが思うような効果があがらない場合、取り組み自体の是非をどう検証するか、また、どのように軌道修正を図るかなどについて、座談会形式で話し合い、それらに関するエッセンスをまとめてみました。そして、第5章は、解決の方法・道筋がわかるように、私が共同執筆をお願いした看護管理者の方々の成功の秘訣を紹介してもらいました。「病床単価を上げたい」、「時間外勤務を削減したい」、「経費削減を図りたい」、「転倒・転落を減らしたい」など、看護管理者の皆様が常に頭を悩ませている課題について、快刀乱麻を断つが如くの助言やヒントを得られることと確信しています。本書が看護管理者の重き荷を少しでも軽くできれば望外の喜びです。

令和3年10月

鹿児島大学病院　医療情報部　教授・部長

宇都由美子

ナーシングビジネス 2021 年秋季増刊

Contents

編者・執筆者一覧

編著者

宇都由美子

鹿児島大学病院 医療情報部 教授・部長 …… はじめに、1章、座談会、5章 1-①、2-⑥・⑦

著者（五十音順）

安西啓恵

医療法人渓仁会 手稲渓仁会病院 副看護部長 …… 5章 3-①

岩穴口 孝

鹿児島大学病院 医療情報部 助教 …… 3章

内田智美

医療法人渓仁会 手稲渓仁会病院 副看護部長 …… 5章 3-③

岡田みずほ

長崎大学病院 副看護部長（認定看護管理者、経営学博士）…… 5章 1-③・④、2-①・②・⑧

髙瀬園子

NTT東日本関東病院 医療安全管理室看護長・専従医療安全管理担当者 …… 5章 2-⑤・⑨

田中いずみ

医療法人渓仁会 手稲渓仁会病院 副院長兼看護部長 …… 5章 3-④

永野智恵

社会医療法人近森会 近森病院 看護部 SCU 看護師長 …… 2章

福田ゆかり

鹿児島大学病院 副看護部長 …… 座談会、5章 1-⑤、2-④

村岡修子

NTT東日本関東病院 医療情報管理部門看護長 …… 座談会、5章 2-③・⑩

吉永富美

社会医療法人近森会 近森病院 看護部長 …… 座談会、5章 1-②、3-②

第**1**章

看護管理者が知っておくべき 経営指標とその意味

Chapter

1

看護管理者が知っておくべき 経営指標とその意味

鹿児島大学病院　医療情報部　教授・部長

宇都由美子

　本書を手に取ってくださった看護管理者の皆様に感謝申し上げます。本書の編著者をお引き受けしたものの、病院経営に関するさまざまな用語や指標を順番に説明していっても面白くないし、あまりお役に立てないのではないかと思いました。長年にわたって看護管理者研修で情報管理を担当させていただいた経験から、看護管理者が身につけたい経営に関する知識は何かと考えてみました。

　現場の第一線で活躍している看護管理者は日々多くのデータを得て、それを情報化し、ヒト・モノ・カネを獲得する取り組みを行っています。情報とは言うまでもなく、データを意味あるものに編集・加工したものです。意思決定に必要なものはデータではなく情報です。意思決定理論において、情報は不確実性（リスク）を減らすものと定義され、その価値は目的や条件で変動します[1]。また、データから情報を抽出する際には、知識を適用する必要があります。このデータ、情報、知識の関係性から考察すると、看護管理者が必要とする知識とは、データから情報化する際に必要なものであり、どのような知識が必要かではなく、どのような時に、どのような知識を適用すべきかをお伝えすればよいということに思い至りました。

　そこで、院内における医療情報部長あるいは経営分析担当の副病院長としての活動や、看護管理者研修における講師としての気づきなどから、管理者の皆様の経験と思考過程に近い形で、情報活用と知識について展開していきたいと考えます。幸い、私の周りには看護管理者として日々情報活用を工夫し実践し、着実な成果を収めている方々がいました。本書の共同執筆を依頼すると、同じ看護管理者として、日々の奮闘のなかから得られたノウハウを惜しげもなく披露してもらうことを、快く承知してくれました。本書の特徴は、「経営とは」「情報管理とは」というテーマ別に知識を提供するものではなく、日々の看護管理者の業務遂行とその過程における問題点の抽出などを切り口として、経営改善に必要な知識を提供できればと考えています。

　まず、**図 1-1** をご覧いただいて、医療機関の機能とそれを支える病院経営について全体を俯瞰してください。医療機関の機能は主として外来診療、入院診療であり、それを円滑に行うために地域医療連携が重要となります。また、これらの機能を支える病院経営に係る看護管理者は、いかに看護の生産性を上げ無駄な支出を抑えていくか、いわゆるヒト・モノ・

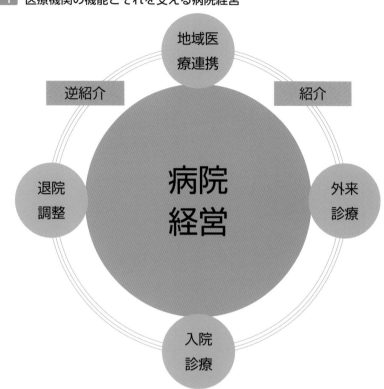

図1-1 医療機関の機能とそれを支える病院経営

カネ・情報のマネジメントのスキルが問われます。本書を読み進み、医療機関の機能とそれを支える病院経営について、具体的にどのような実践が展開できるのか、管理者の皆様もぜひイメージを膨らませていただき、看護管理の醍醐味を味わってください。

病院の収入の半分は看護師が担っている

　病院の経営において入院診療による収入は大きな割合を占めており、その中でも**入院料**は病床運用と密接に関係し、そのマネジメント次第で病院に利益と損失をもたらします。入院料とは、①寝具類を含む療養環境の提供、②看護師等の確保、③医学管理等に関する費用を総合的に評価した「**入院基本料**」「**入院基本料等加算**」「**特定入院料**」をいいます[2]。入院基本料及び特定入院料には、それぞれの医療機関の機能等に応じて算定可能な各種算定が設定されていて、これを「入院基本料等加算」といいます。2020（令和2）年度診療報酬改定では、**地域医療体制確保加算**、**せん妄ハイリスク患者ケア加算**、**排尿自立支援加算**などが新設されています。また、特定入院料とは、病棟や病室の持つ特有の機能、特定の疾患等に対す

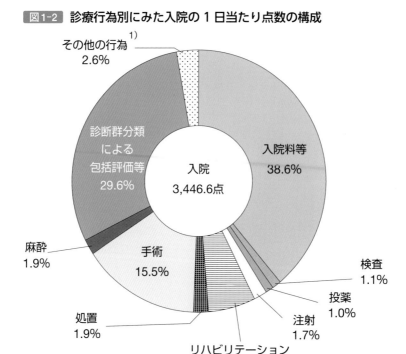

図1-2 診療行為別にみた入院の1日当たり点数の構成

その他の行為 1) 2.6%

診断群分類による包括評価等 29.6%

入院料等 38.6%

麻酔 1.9%

手術 15.5%

入院 3,446.6点

検査 1.1%

投薬 1.0%

注射 1.7%

処置 1.9%

リハビリテーション 6.2%

注：1)「その他の行為」は、「初・再診」「医学管理等」「在宅医療」「画像診断」「精神科専門療法」「放射線治療」及び「病理診断」である。

る入院医療などを評価したものです。具体的には、特定集中治療室管理料、ハイケアユニット入院医療管理料などがあります。いわゆる包括点数ですが、包括される医療行為等はそれぞれの入院料で異なります。また、すべての特定入院料には施設基準が設定されており、その要件を満たした上で届け出が必要です。

　入院料は、2年ごとに行われる診療報酬改定において、看護職員の配置の厚さ等を基準にして点数が設定されています。2020年度でみると、社会医療診療行為別統計では、入院における1日当り点数のおよそ38.6%が入院料等（DPC分は含まれない）という結果が示されています[3]（図1-2）。これを病院経営に当てはめると、入院料等の効果的な収入の確保が、病院の安定的な運営に不可欠な要素となります。すなわち、入院料等は看護職員が配置されることによって算定が可能となるため、看護師が稼いでいると言っても過言ではありません。したがって、看護管理者は看護の労働生産性を増やすために、入院基本料と特定入院料をいかに効率よく算定するかが鍵となります。

【用語解説】
地域医療体制確保加算：地域の救急医療体制において重要な機能を担うとともに、病院勤務医の負担の軽減

及び処遇の改善に資する取組を実施する体制を評価するものとして、当該患者の入院初日に限り算定できる。

せん妄ハイリスク患者ケア加算：急性期医療を担う保険医療機関の一般病棟において、すべての入院患者に対してせん妄のリスク因子の確認を行い、ハイリスク患者に対し、薬物を使用せずに、「せん妄対策」を実施した場合に算定できる

排尿自立支援加算：排尿ケアチームを設置し、当該患者の診療を担う医師、看護師等が、排尿ケアチームと連携して、当該患者の排尿自立の可能性及び下部尿路機能を評価し、排尿誘導等の保存療法、リハビリテーション、薬物療法等を組み合わせるなど、下部尿路機能の回復のための包括的なケアを実施することを評価する。

病床機能の有効活用と連携が重要

　まず、手始めにご自分の病院の入院基本料や特定入院料がいくらで、病院収入に占める割合がどれほどであるか調べてみてください。従来は在院日数を延長し、延べ入院患者数や病床稼働率を上げて入院基本料を増やしてきました。近年、診療報酬改定で**重症度、医療・看護必要度**の強化が図られたことで、急性期医療機関は在院日数を短縮せざるを得なくなりました。在院日数を短縮することでDPCⅠ・Ⅱの期間の高い単価を算定することができ、入院診療単価は増加します。稼働率は低下しますが、**病床回転率**をあげることで、新規入院患者数が増え、入院基本料は増加しています。さらに、新規入院患者数が増えることで、出来高の手術料や特定入院料の算定も増えます。

　特定入院料に関しては、各集中治療病棟の病床数の適切な決定と個々の重症患者をどの集中治療病棟に入室させ、どの病棟に転棟させるかという円滑な病棟連携が重要となります。集中治療病棟の入室基準、特定入院料の算定要件、重症度、医療・看護必要度と重症入院患者との複雑なマネジメントが求められます。各集中治療病棟における在室期間と一般病棟に移るタイミングについて、これらの要素を含めたシミュレーション機能を有する病床管理システムの実現が待たれるところです。これは決して夢物語ではなく、電子カルテシステムに蓄積されている転室データ等の患者移動情報と、その日の救急入院患者、手術患者等の要因を人工知能（Artificial Intelligence：AI）に機械学習させて、最大の入院料収入と最小の看護師数、人件費を効率よく算出できるようになると考えます。

　一方、入院診療単価の高い病床を効率的に運用するためには、**ポストアキュート**の役割を果たす地域包括ケア病棟との連携が不可欠です。入院期間の短縮が促進されるなか、一般病床の空床利用としての地域包括ケア病棟への転床は、看護による適切なポストアキュート、**サブアキュート**、在宅復帰支援の役割が求められ、ケアの質を担保しつつ病床機能の有効活用と患者数を確保するために重要と言えます。

【用語解説】
重症度、医療・看護必要度：「入院患者へ提供されるべき看護の必要量」を測る指標として開発が進められたもの。診療報酬の要件として、2002年度から、特定集中治療室管理料を算定する治療室に初めて導入され、2008年度からは、7対1入院基本料（一般の急性期病棟で看護配置が手厚い病棟）に拡大された。
DPC：DPC制度（Diagnosis Procedure Combination）は、閣議決定に基づき2003年に導入された、急性期入院医療を対象とした診療報酬の包括評価制度である。
病床回転率：365日（または366日）÷平均在院日数
ポストアキュート：急性期は過ぎたもののまだ入院治療が必要な患者を受け入れる機能。
サブアキュート：状態が悪化した在宅医療の患者を受け入れる機能。

入退院に関する病床運用に関する 看護部への完全な権限委譲が不可欠

　経営改善が進まない病院によく"あるある"事例について、筆者の自験例に基づいてお話します。また、看護管理者研修の多くの受講生も同じ経験をし、悩みを抱えていることを知りました。それは、平均在院日数の短縮と病床稼働率のアップという同時に達成することが困難な目標の間で、翻弄されている看護管理者の嘆きです。

　筆者の勤務する鹿児島大学病院（以下、当院とする）は、2007年から7対1入院基本料を算定するようになりました。この時点で100人の看護師増員を図りました。看護師1人当たりの人件費が500万円（事業主負担込み）とすると、100人の人件費は5億円の支出増になります。一方、入院基本料を10対1から7対1に引き上げることで、6億円の増収になり、その差額1億円は病院にとって純益になります。**人件費**は**固定費**であり、病院の収入の多寡に関わらず、毎月一定の費用がかかりますので、それに見合った増収を行わなければ、経営は破綻します。この人件費の負担増の重要性というか恐ろしさを、時の執行部は考慮せず、看護師数に見合った入院患者増の対策を行いませんでした。それまでの**看護師1人当たりの入院患者数**という指標を用いれば、100人看護師が増員したことにより、何人の入院患者増を目指さなければならないか、単純に算出できます。なんと、2007年度もその次の年も、延べ入院患者数は増やすことができず、病院収入に対する人件費の割合が高い（悪い）病院ランキングの上位に名前が上げられる結果となりました。

　このような事態を招いた根本原因は、一体何だったのでしょう。「医師が入退院について関心を示さなかったから」、「地域医療連携がうまくいっていなかったから」、というようなあいまいな結論で終わらせてはいけません。このような問題の捉え方では、何の解決策も見出せません。看護管理上の問題点として言えることは、患者さんの転入、転出、退院に関する看護部への完全な権限委譲が病院としてなされていなかったということです。入退院管理については医師がそのタイミングを決め、実際の日程を調整し決定することを看護管理者が

行わなければ、円滑な病床運用は行えず、入院患者数の増大も図れません。

【用語解説】

固定費：売上の増減に関係なくかかる費用のこと。経営するにあたり、製造や販売、営業活動をしなくても、決まった時期に必ず支払いが発生する費用のことで、具体的には「人件費、家賃、水道光熱費、リース料、減価償却費」などがある。

変動費：売上（生産高）と連動して増減する費用のこと。医療機関においては、薬剤、診療材料等の購入に必要な費用のこと。

人件費：従業員に支払う給料のほかに、各種手当や賞与、社会保険料等の福利厚生費、社宅費用など、雇用によって発生する様々な費用のことを指す。

$$\text{看護師1人当たり入院患者数}：\frac{\text{延べ入院患者数}}{\text{病棟配置延べ看護師数}}$$

平均在院日数短縮か病床稼働率アップか 目標設定がぶれると現場は不幸になる

　さらに、当院の**平均在院日数**は全国国立大学病院42の中で最下位であり、1位の大学病院が14.17日に対して、当院は22.59日、全国平均は17.85日という状況でした（2009年度）。執行部は具体的な方策も示さずに、「平均在院日数の短縮」と号令をかけます。現場は真面目に平均在院日数の短縮に取り組み、その成果が出てくると、**病床稼働率**が下がります。80%を割るくらいまで下がり出すと、執行部はたまり兼ねて、「稼働率アップ」と号令をかけます。病床稼働率を上げるのは簡単です。退院を延ばせばよいからです。すると平均在院日数はすぐに長くなります。現場のスタッフは、平均在院日数を短縮するのか、病床稼働率を上げるのか、どちらかに目標を絞ってくれと困惑し、**診療稼働額**も増えないために疲弊していきます。具体的な行動レベルの指示がないまま、ただ「がんばれ、がんばれ」と言われても、診療現場はいたずらに閉塞感を感じるだけで、スタッフの不満は募る一方でした。

　さて、平均在院日数短縮か病床稼働率アップか、どのように解決していけばよいでしょうか。2つの目標を同時に解決していくことは困難ですし、現場の混乱を招くだけです。当院においては、まず平均在院日数の短縮に取り組むことに決めました。結果としての数値目標を掲げた時に、平均在院日数の短縮は努力しないと達成できませんが、病床稼働率アップの数値は努力の結果かどうか、判断できないからです。また、今まで平均在院日数の短縮ができなかった病院がそれに取り組むとなると、それ相応の組織力を身につけなければなりません。具体的には入退院に関する**前方・後方連携機能**の確立と、病院の方針転換を患者さんに理解してもらうための周知や広報活動が必要になります。

【用語の解説】

平均在院日数： $\dfrac{在院患者延べ数}{1/2 \times （新入院患者数＋退院患者数）}$

病床利用率：［その日の終わり（24時）に入院している患者数］÷病床数（%）
病床稼働率：［その日の終わり（24時）に入院している患者数＋その日に退院した患者数］÷病床数（%）
診療稼働額：病院において行われた診療行為を社会保険診療報酬点数表等により算出した額であり、医師や看護師・コメディカルなどが行った診療行為の対価である。
前方連携機能：診療所や病院で診療を受けている患者さんを、必要に応じて、より高度な医療を提供する病院へ紹介することをいう。
後方連携機能：入院中や外来通院中の患者さんで、他の病院・診療所・施設などとの連携が必要な場合に行う連携をいう。

問題解決は、まず問題の根本原因を見極めることから始まる

　2009年、DPC病院に対して、平均在院日数の短縮の努力を評価する指標として、効率化係数が用いられるようになり、驚くべき数値が当院に示されました。DPC対象病院のなかでほぼ最後尾グループの位置づけでした。当時の当院の状況は、「平均入院日数が長い」に加え、「病床稼働率はまあまあ」「病床回転率が低い」「新規入院患者の伸び悩み」「手術件数の伸び悩み」「稼働額が増えない」「保留レセプトが多い」と問題山積状態でした。**特定機能病院**として守られるとの甘い認識から脱却しなければ、病院存続も危ぶまれるという状況に追い込まれていました。病院の収入増は「平均入院日数の短縮」「病床回転率の向上」「新規入院患者の増」「手術件数の増」など入院診療を手厚くすることで確実に達成できます。これに加えてコスト削減ができれば、利益が増え病院経営は改善できます。管理者であれば誰でもわかる定石です。

　効率性係数の驚くべき結果を見せつけられた時点から、生産性の低い負の循環を断ち切る方策の検討が開始されました。当院におけるDPCによる病院マネジメントの必要性が執行部にも強く意識されるようになり、医療情報部に対してデータ抽出や分析を次々と依頼するようになりました。そして、なぜ、平均在院日数の短縮が図れないのか、現状分析を行った結果、最も大きな要因は、外来診療が混とんとしており、入院診療にシフトできないということがわかりました。また、当院の外来診療の特徴として、外来患者数が多い、紹介状無しの初診患者が多い、外来診療単価が安い、地域医療機関との連携が図れていないという傾向がすべての診療科に見られました。図1-3は、二次医療圏別の年間外来患者数と外来診療単価を示したものです。これらのデータを各診療科に提示して協力を求め、全病院的な取り組みとして、再診患者を地域の医療機関に**逆紹介**していきました。

　一方、2010年6月より、外来での長い待ち時間の解消、診療の効率化及び患者サービス

図1-3　二次医療圏別の年間外来患者数と外来診療単価

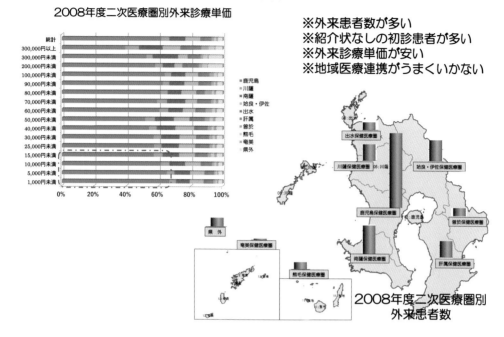

2008年度二次医療圏別外来診療単価

※外来患者数が多い
※紹介状なしの初診患者が多い
※外来診療単価が安い
※地域医療連携がうまくいかない

2008年度二次医療圏別
外来患者数

図1-4　事前予約制の導入による外来患者数と診療報酬稼働額の変化の一部

初診患者も含めた
事前予約制の導入による改善

初診患者も含めた
事前予約制の導入

● 入院診療へのシフト
● 平均在院日数の短縮
● 回転率アップ
● 新規入院患者の増
● 手術件数の増

データの見える化により
・問題の本質が把握できる
・改善の方向性がわかる
・改善の効果を評価できる

診療報酬稼働額の推移　（H19〜H25）

平均在院日数・診療単価の推移　（H19〜H25）

項　　目	H19年度	H20年度	H21年度	H22年度	H23年度	H24年度	H25年度
平均在院日数(日)	22.6	21.8	21.4	18.8	17.0	17.0	16.5
入院診療単価(円)	50,151	50,665	50,498	57,647	62,028	63,275	65,256
外来診療単価(円)	10,375	10,351	11,392	12,729	14,187	15,701	16,761

外来患者数

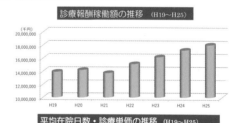

の向上を目的として、初診患者も含めた外来予約制の導入を開始しました。一部の診療科においては抵抗もありましたが、最終的には患者さんからの要望が強くなり、2011 年 1 月までに完全に移行しました。初診患者も含めた事前予約制の導入により、紹介患者と逆紹介患者数が増加し、地域医療機関との円滑な連携が図れるようになりました。また、それによって入院診療へシフトできた結果、平均在院日数の短縮、病床回転率の向上、新規入院患者の増加、手術件数の増大が図れるようになりました（図 1-4）。2010 年度以降、初診患者増による外来診療単価の増、平均在院日数短縮による入院診療単価の増、さらに病床回転率アップにより、毎年 10 億円以上の稼働額増が得られるようになりました。

【用語解説】
特定機能病院：特定機能病院は、高度の医療の提供、高度の医療技術の開発及び高度の医療に関する研修を実施する能力等を備えた病院として、第二次医療法改正において 1993 年から制度化され、2020 年 12 月 1 日現在で 87 病院が承認されている。
紹介率：紹介とは、地域の診療所や他の病院などから紹介状を持参して受診することで、紹介率とはその割合をいう。
逆紹介率：逆紹介とは、当院から地域の診療所や他の医療機関へ紹介状を作成し紹介することで、逆紹介率とはその割合をいう。

DPC は急性期の病院経営の羅針盤である

　DPC を用いた分析を重ね、設定した目標値への到達度によって、各診療科・病棟の評価を行い、順位付けを行って毎月の病棟・外来医長・師長会議で報告するようにしました。目標に対する成果を客観的なデータに基づいて示すことが、診療現場の各専門家の「がんばり」を褒めることにつながり、現場の士気が高まっていきました。

　図 1-5 は、DPC を用いて各診療科の平均在院日数を全国平均と比較し評価したものです。また、図 1-6 は病棟ごとに効率化係数を算出し順位を発表していきました。DPC の導入により、さまざまな疾病について、平均的な人件費や材料費、在院日数を割り出し、そこから掛かるコストや疾病種別（器官系など）の似通ったものを 1 つのグループと見なせるようになったため、同一 DPC 内での比較・評価ができるようになりました。また、他の医療機関のデータと比較・検討できるため、自院のリスクや問題点を明確に把握し、それに対して解決策を検討し、それを実行することにより、最終的に病院を効率的に運営することができるようになりました。これは、病院のマネジメントとして画期的な変化と言えます。

　また、DPC は 1 日当たり定額払いであるために、入院初日から退院日まで収益を累積し、それに対応した薬剤費、診療材料費等の医業費用の累積を日ごとに辿っていくことで、**損益分岐点**が明らかにできます。すなわち、入院 6 日以降は費用線より収益線が上回るので、そ

図1-5 DPC 別自院の平均在院日数と全国平均の比較

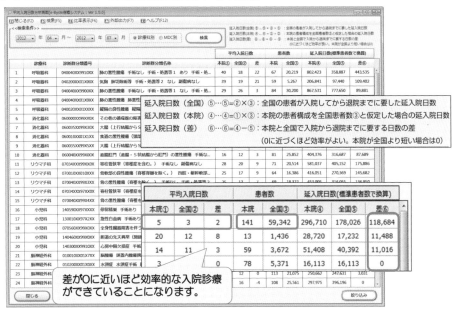

図1-6 DPC を活用した病棟ごとの効率化係数の算出と順位

DPC退院患者分析（病棟別）

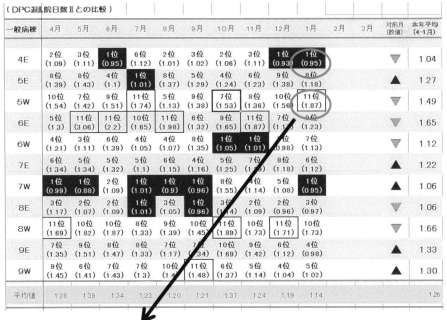

＊順位の発表

れ以降に退院するという判断ができます。さらに、退院日の決定としてはDPC Ⅱ期間内に退院するということも重要な要素になり、この場合12日がⅡの期間終了日となると、12日目を目途に退院となります（図1-7）。これはDPC対象病院に付与されている医療機関別係数に効率性係数が含まれており、入院期間がⅡを過ぎると係数が下げられ、包括収入全体に悪い影響が出てしまいます。また、損益分岐点を挟んで（A）の面積より（B）の面積が大きくなる必要があります。

　ちなみに、通常の損益分岐点は、変動費と固定費、そして医業収益の関係によって算出されます。固定費は医業収益と関係なく一定ですから、平行線をたどります。その上に変動費を加えたものが総費用線となります。医業収益は0からスタートし、総費用線と医業収益線が交差した点を損益分岐点と言います（図1-8）。

収益と利益、医業費用との収支均衡を図る

　経営分析というと、難しそうなイメージがあり、関連する用語や数値の塊を見るだけで気が滅入ってしまうという話も耳にします。筆者は医療と医療情報の標準化を理解していただくために、長年看護管理者研修において、DPCコーディングと包括点数の計算という演習を続けています。点数表を用いて、DPC包括点数の計算をする際には、皆様、嬉々として電卓を叩いておられます。数字が苦手なのではなく、目の前の数値がどのような過程を経て算出されたものなのか、これらの数値が自分の看護管理にどのようなつながりがあるのか理解できていないために、避けてしまうのではないでしょうか。看護管理者は患者さんや看護スタッフの体調管理に絶えず注意を払っているように、自分達の組織活動の健全性のチェックにも日頃から目を向けるべきです。

　病院における収益を見るためには、**医業収益**と**医業費用**の関連を理解する必要があります。病院の収入は診療報酬による「入院診療収益」と「外来診療収益」が主となり、その他の収入として、文書料や室料差額、検診などの自己収入に分けられます。病院における経営指標として収益状況を見るための指標を**医業収支率**といい、（医業収益÷医業費用）×100の式で表されます。この比率が100%を切る医療機関は、収益的収支が均衡しておらず、赤字の状態となっていると考えられます。医業費用以上の医業収益を得るためにはどのような経営目標にするか、また医業費用の中で固定費の削減や変動費を極端に増やさないなどの工夫が必要になります。

　さらに、医業収益のうち、どれくらい利益が出たのかを示すものとして、**医業利益率**があり、（医業利益÷医業収益）×100の式で表されます。例えば、医業収益が高い一般病床よ

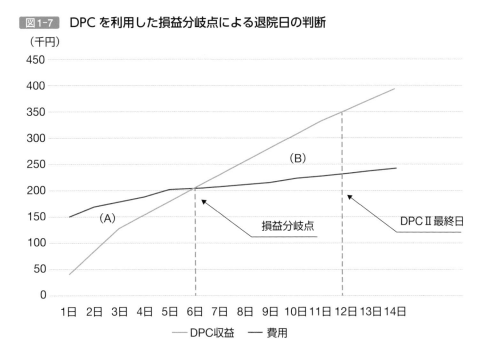

図1-7　DPC を利用した損益分岐点による退院日の判断

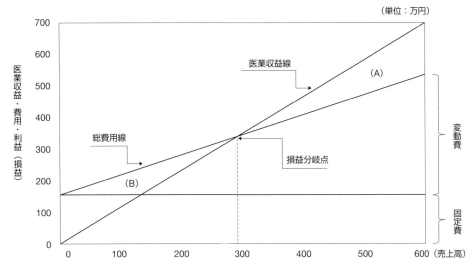

図1-8　医療機関の損益分岐点の例

り、療養病床、精神病床の方が医業利益率は高いのです。また、診療内容や手術・処置など行為による利益率を知っておくことも、診療材料の選定などを行う際に大事なことです。また、似たような用語に**経常利益率**があります。この場合は、医業収益に補助金等の医業外収益を加えた経常収益で利益率を計算し、（経常利益÷経常収益）×100 の式で表されます。

高稼働率の維持と医療安全の担保、職員満足度を維持する

　当院においては、病院再開発（50床）と霧島リハビリテーションセンターの閉院（50床）に伴い、2018年度より100床減少となり653床で運用しています。しかし、これに伴う職員の削減は行われなかったため、1床当たりの職員数が増え、より手厚い診療や看護が行える環境になったとして、病床当たりの生産性を向上させる取り組みを開始しました。具体的には、100床減による減収影響22.7億円を補填するために、延べ入院患者数を、病床数が減少する前と同等に維持するという目標が掲げられました。その結果、病床稼働率95％を目指しながら、入退院に係る運用、DPCの活用、再入院時の事務的処理の簡素化など、さまざまな改革を行いました。

　一方、土日・祝日等の休日の稼働率が80％程度に落ちるため、平日の稼働率は100％を超える運用を行わざるを得ない状況が続きました。病院再開発のゴールとして、2024年9月の新病棟・外来棟の稼働開始まで現状の運用を維持することは、医療安全上の問題や患者・職員双方の満足度の低下を招くとして、休日の病床管理の改善に着手することになりました。すなわち、土曜日退院＋休日入院を促進し、休日の病床稼働率の低下を防ぎ、週間の入退院患者数の平準化を図ることによって、病棟看護業務の軽減、病院経営への貢献を目指しました。取り組みを進めていく中で、最も大きな問題が持参薬管理であることが判明しました。持参薬管理として平日は薬剤師が持参薬オーダを行い、入院後の持参薬の継続服用については、主治医がシステム上で承認を行うという運用です。しかし、休日は薬剤部が当直体制となるため、薬剤師による持参薬オーダを行うことができず、主治医が対応するという運用になっていました。そのため、休日入院を促進すると、持参薬に関する主治医や看護師の負担増となるという理由で、診療科や看護部の協力を得ることができずにいました。また、この間に薬剤師の求人を行いましたが、手当や休日出勤が増えるなどの就業条件が受け入れられず、増員は図れませんでした。そこで、薬剤師が行っている業務の中で薬剤師でなくてもできる業務を洗い出し、それらを委託するという薬剤師の**タスク・シフティング**を検討し、2020年7月から持参薬業務補助を開始した結果、休日入院の増に繋げることができました。

　2020年の春頃から新型コロナウィルス感染症が蔓延し、その影響が病院経営にも甚大な影響をもたらしています。当院では中等症以上のコロナ感染患者さんの受入れとともに、特定機能病院として重篤な患者さんの通常治療の継続も行う「withコロナ」という目標を掲げ、現在も稼働率92％を維持しています。

【用語解説】

タスク・シフティング：医行為の一部を他の職種に任せることで、WHO（世界保健機関）が医療人材不足の部分的解消のために提唱した。医療の適正化によって医療者それぞれの負担を軽減しながら、医療の質も確保することが目的。

タスク・シェアリング：ある業務に関して、他者あるいは他職種と共同で行うこと。

＊

　第1章では主に病院経営の基盤に係る看護管理者であれば知っておきたい指標とその意味について、看護管理者の皆様の経験と思考過程に近い形で述べてきました。経営分析は決して難しいものではなく、実は計算方法は至って簡単で、足し算、引き算、掛け算、割り算で事足ります。大事なことは、管理者が問題解決に当たって、それぞれの数値が持つ意味を理解し、どの数値をどのように比較計算して、何を明確にしたいかというストーリーを頭のなかで思い描けるようになっていただきたいということです。

　病院の収益のほぼ半分は入院料であり、それを看護師が稼いでいるという現実を背景に、問題の本質や問題解決策、そして問題解決後の成果を数値で語れる看護管理者になっていただきたいと願っております。

📖 引用・参考文献 ···

1) イツァーク・ギルボア著, 川越敏司他訳. 意思決定理論入門. NTT 出版, 2012, 235.
2) 看護関連施設基準・食事療養等の実際　令和2年10月版. 社会保険研究所, 2020, 1248.
3) 厚生労働省「令和2年　社会医療診療行為別統計の概況」
   〈https://www.mhlw.go.jp/toukei/saikin/hw/sinryo/tyosa20/dl/gaikyou2020.pdf〉（2021年8月30日閲覧）
4) 金井 Pak 雅子編. 看護管理学習テキスト第3版　第5巻経営資源管理論2021年版. 日本看護協会出版会, 2021, 304.
5) 工藤潤編. 病棟師長のための病棟経営超入門. メヂカルフレンド社, 2020, 232.
6) 世古口務. 意識改革とチーム医療による病院経営改善. 産労総合研究所出版部経営書院, 2021, 180・
7) 一般社団法人日本医療情報学会医療情報技師育成部会編. 医療情報　第6版　医学医療編. 篠原出版新社, 2019, 477.

第2章

病棟・看護部改善のための
データ収集・分析の基礎知識

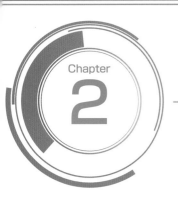

病棟・看護部改善のための データ収集・分析の基礎知識

社会医療法人近森会 近森病院　看護部 SCU 看護師長
永野智恵

看護管理とデータ活用の必要性

　看護管理者が病院経営に参画した部署の運営をするためには、経営的視点、看護職の質向上に向けた継続教育、目標を実践しつなげるマネジメント、患者のみならず看護職の環境調整が必要です。そして、その役割を理解し現状分析するためには、データを正確に捉え情報として活用した看護管理を実践することが求められます。そのためには、看護管理者がマネジメントできる指標が必要と考えます。つまり、看護の質向上と質の保証を維持していくためには、客観的視点をもって自部署や組織の分析を行う必要があります。すなわちデータを適切に組み合わせ情報として活用できる能力と、自部署の課題を抽出し目標を明確にすることで具体的な実践行動と情報を結びつける能力の発揮が必要です。

　しかし、病院組織のなかには、患者診療に係るデータ、医療安全・感染にかかわるデータ、医療・看護の質にかかわるデータ、経営・運営にかかわるデータなどデータが溢れています。したがって、看護管理者はこれらのデータをどのように収集し分析し、読み取ればよいのか分からなかったり、さらには、自部署を運営するなかで、マネジメントを評価するための情報を看護と結びつけて考え活用することの難しさを感じていたりするのではないでしょうか。

　部署を運営するなかで必要な情報を、効率的かつ効果的に活用するスキルが高いと、看護の質向上に向けた活動として、リスクマネジメント、人的資源管理、看護提供体制を整えるために情報を活用することができます。また、それらを活用し自部署管理を実践することで、よりよい患者サービスの提供へとつながり、ひいては患者満足度をより高め、結果的に部署単位で組織経営への参画ができます。そのために、看護管理者が、まず目標管理や運営においてデータを活用するために知っておきたいことは、データはどこから収集するのか？どういったデータがあるのか？　データと情報って何が違うのか？　どの管理にどのデータが関連しているのか？　何を分析すればいいのか？　ということではないでしょうか。

　本稿では、データと情報の基礎知識について述べたあと、管理とデータの関連について触れたいと思います。

データマネジメント

　看護部が病院の経営に大きく関与しようとする場合、看護師長の考えるべき看護の経営要素には、定量的に抽出できるデータと定性的なデータがあります（表2-1）。定量的データは病院全体として出されるものと部署単位で出されるもの（表2-2-1、表2-2-2）があります。しかし、多くは情報として活用されないままデータ（数値）のみが蓄積されているのではないでしょうか。看護師長は、自部署を管理運営するなかで必要な具体的データを見出し、どのように情報として実践に活用していくかが求められます。さらに、データはたとえ正しいデータであっても解釈によっては誤った情報として独り歩きするリスクがあるため、データマネジメントは多面的な視点でデータを読むとともにデータの裏にある現実への理解が何よりも重要とされています。そのためには、データと情報の特性を理解することも必要です（表2-3）。

　では、看護師の行うケアや業務などの看護行為について、データと情報を考えてみましょう。ケアや処置などの看護行為そのものは高度な専門的技術であっても、行ったという事実にすぎないため「データ」となります。それらの看護行為の成果に対する評価が情報となります。

表2-1　定性的データと定量的データ

	定性的データ	定量的データ
特性	数字で表せない「質」に関するもの	数字で表せるもの
メリット	・個々人の主観や意識の詳細まで確認可能 ・現場の生の声や状況など明確に把握可能	・高い客観性と再現性 ・共通認識を持つことが容易 ・目標値の設定が容易
デメリット	・低い客観性 ・無加工データでの分析、比較が困難 ・使用可能な情報にするための情報ソースの確保や背景の整理に時間が必要	・背景や理由などの細かいニュアンス、深掘りが困難 ・データ数の必要最低限の担保が必要 ・前提条件に左右される
項目例	**医療提供視点** ・患者の口コミ ・患者が考える病院の印象 ・インシデント発生内容 ・患者クレーム、意見 ・連携機関からの意見 **経営資源** ・職員の個人情報 ・職員からのヒアリング ・組織文化 ・医療機器のスペック ・医薬品の薬効情報	**医療提供視点** ・紹介率 ・救急患者数 ・一日外来患者数 ・入院患者数 ・病床稼働率 ・平均在院日数 ・手術件数 ・褥瘡発生率 ・合併症発生率 ・患者満足度 ・インシデント報告件数

表 2-2-1 病院全体で出されるデータ

カテゴリー	病院全体で出されるデータ
医業収益	入院収益　外来収益　医学管理料　患者指導管理料
医業費用	給与費　医薬品費　医療用消耗品費　教育費（学会・研修参加費等の経費）診療に必要な医療機器費
患者統計	入院患者数　平均在院日数　病床利用率　手術・検査件数　平均入院単価平均外来単価 紹介率
生産性	病棟あたりの収益
職員に関する情報	退職者数　平均勤続年数　定着率　離職率 職業歴　勤続年数　専門教育歴　業績　年齢　性別
リスクマネジメント	インシデント件数　入院患者年齢層　感染症数　褥瘡発生数　再入院数　耐性菌保持患者数 クレーム件数　患者満足度調査

表 2-2-2 部署単位で出されるデータ

カテゴリー	部署単位で出されるデータ
人的資源管理	有休消化率　配置看護師数　看護師欠員数 1日の勤務者数　退職率　ラダーレベル　職員ストレス調査
看護提供体制	手術・検査件数　在院日数　時間外業務時間数　業務量変動　患者の重症度　患者の治療動態
病棟運営	稼働率　算定率　利用率　加算率　医療看護必要度 死亡患者数　回転率　資材に関わる費用

表 2-3 データと情報、知識の条件

	必要な特性
データ	記述的であること　計測できること
情報	数量化できること　検証可能なこと　入手可能なこと バイアスがないこと　包括的であること　明確なこと 適切であること　タイムリーであること　精巧なこと 正確であること
知識	正確であること　他にも有用であること　質が高いこと

出典：Englebardt, SheliaP. & Nelson, Ramona：Health Care Informatics：An Interdisciplinary Approach, Mosby, 2002

　誤嚥性肺炎予防に関する看護を例にとって述べてみます。看護行為として、口腔ケア・体位交換・離床アプローチ・摂食嚥下療法などを実践し、結果として誤嚥性肺炎の発生率が低下したとします。この場合、看護行為の、口腔ケア・体位交換・離床アプローチ・摂食嚥下

療法など回数や時間、誤嚥性肺炎発生率はデータで表すことができます。これらのデータから成果を出し評価したものが情報となります。次に、この情報を自部署のどういった管理に活用するか考えます。目標管理に看護の質の向上として「感染症や合併症を減らす」と目標を立てているとすれば、この情報を他の関連した情報と合わせて分析し成果として評価します。また、誤嚥性肺炎予防に向けたさらなる質の向上のためには、評価を基にケア方法や業務体制の改善、スタッフの教育など必要な看護実践へ結び付けることができます。

　誤嚥性肺炎を例に挙げましたが、もちろん、管理のカテゴリー、内容によって関連するデータは異なります。目的に対してどのようなデータが必要となるのかを知ることも欠かせません。参考までに管理の内容とそれに関連するデータの例を**表 2-4** に示します。

　続いて、自部署の管理目標の具体的な実践行動と、それらに関連したデータの組み合わせについて、集中治療室の管理とデータで述べます。

　まず、自部署の管理目標があり、これらの管理にはそれぞれ関連した管理実践目標が立てられます。データの抽出は、管理目標に関連したデータからさらに実践目標に関連したデータを抽出し分析し評価します。各実践目標の評価から成果を情報として捉え分析を行い、管理目標の成果として評価します（**図 2-1**）。

表2-4 管理に関連したデータの一例

管理のカテゴリー	管理の内容	関連するデータ
看護の質と看護体制	・部署の年間計画立案 ・業務体制の改善 ・スタッフの頑張りの可視化と承認 ・患者環境の調整 ・スタッフに対して看護管理の意識づけ ・感染防御の遵守の徹底	算定率　インシデント件数　入院患者年齢層　検査件数　平均在院日数　入院患者数　医療用消耗品費　スタッフの教育費　医療機器費　加算率　病棟収益　再入院数　耐性菌保持患者数　感染症数　クレーム件数
部署運営のための連携	・部署の安定した運営の遂行 ・適切な病床数の提案 ・部署の収益を把握する ・稼働率向上に向けたベッドコントロール ・人員配置の交渉	時間外業務時間　算定率　加算率　稼動率　病棟収益　平均在院日数　入院患者年齢層　検査件数　再入院数　感染症数　耐性菌保持患者数　医療機器費　医療用消耗品費　医薬品費　入院患者数　インシデント件数　スタッフの教育費
部署運営に必要な医業費用	・必要な医療機器のメンテナンスと購入 ・必要な資材の購入	加算率　算定率　稼動率　インシデント件数　病棟収益　入院患者年齢層　入院患者数　平均在院日数　再入院数　感染症数　耐性菌保持患者数　検査件数と内容　医薬品費　医療用消耗品費　医療機器費　クレーム件数

図2-1 集中治療室における実践目標と関連データ

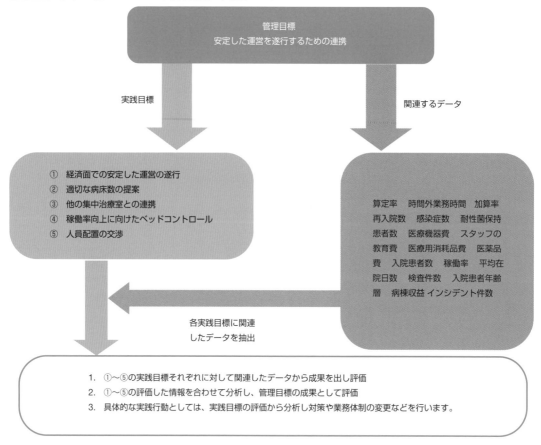

管理目標
安定した運営を遂行するための連携

実践目標

関連するデータ

① 経済面での安定した運営の遂行
② 適切な病床数の提案
③ 他の集中治療室との連携
④ 稼働率向上に向けたベッドコントロール
⑤ 人員配置の交渉

算定率　時間外業務時間　加算率
再入院数　感染症数　耐性菌保持
患者数　医療機器費　スタッフの
教育費　医療用消耗品費　医薬品
費　入院患者数　稼働率　平均在
院日数　検査件数　入院患者年齢
層　病棟収益　インシデント件数

各実践目標に関連
したデータを抽出

1. ①〜⑤の実践目標それぞれに対して関連したデータから成果を出し評価
2. ①〜⑤の評価した情報を合わせて分析し、管理目標の成果として評価
3. 具体的な実践行動としては、実践目標の評価から分析し対策や業務体制の変更などを行います。

SCU におけるデータマネジメントの実際

　当院の SCU における、データの分析に基づいた、看護の質向上と適切な病床数への変更に向けた実践例を述べます。

　当院の集中治療室は当初、ICU 18 床、救命救急病棟 18 床、HCU 16 床、SCU は 15 床から 24 床へ増床し稼働していました。SCU 増床後、管理目標を「SCU における看護の質を向上し、かつ効率的な病床運営を行う」とし、実践目標を「①看護の質（看護師による日常生活上のリハビリ、清潔ケア、褥瘡予防、合併症予防）の向上、②効率的な病床運営を行うために適切な病床数の提案を行う」としました。

　現状を医業収益、患者統計、職員に関する情報、リスクマネジメント、病棟運営のデータから分析評価し、現状課題から計画を立案し実践しました。そのプロセスを具体的に示したものが図 2-2 となります。

図2-2 データマネジメントのプロセス

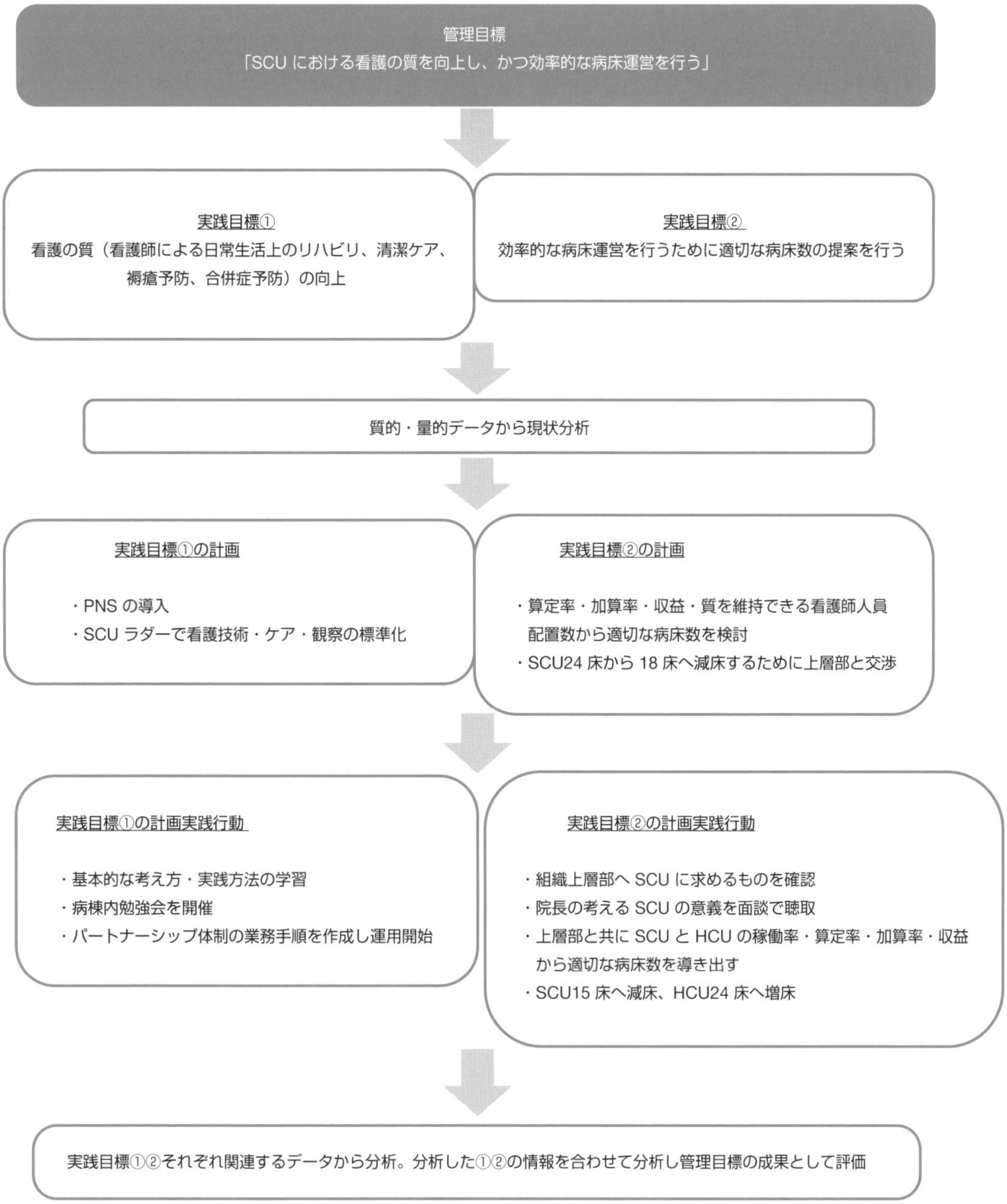

> **管理目標**
> 「SCUにおける看護の質を向上し、かつ効率的な病床運営を行う」

↓

実践目標①	実践目標②
看護の質（看護師による日常生活上のリハビリ、清潔ケア、褥瘡予防、合併症予防）の向上	効率的な病床運営を行うために適切な病床数の提案を行う

↓

> 質的・量的データから現状分析

↓

実践目標①の計画

・PNSの導入
・SCUラダーで看護技術・ケア・観察の標準化

実践目標②の計画

・算定率・加算率・収益・質を維持できる看護師人員配置数から適切な病床数を検討
・SCU24床から18床へ減床するために上層部と交渉

↓

実践目標①の計画実践行動

・基本的な考え方・実践方法の学習
・病棟内勉強会を開催
・パートナーシップ体制の業務手順を作成し運用開始

実践目標②の計画実践行動

・組織上層部へSCUに求めるものを確認
・院長の考えるSCUの意義を面談で聴取
・上層部と共にSCUとHCUの稼働率・算定率・加算率・収益から適切な病床数を導き出す
・SCU15床へ減床、HCU24床へ増床

↓

> 実践目標①②それぞれ関連するデータから分析。分析した①②の情報を合わせて分析し管理目標の成果として評価

引用・参考文献

田口実里. 看護理者が組織運営に活用するデータ項目に関する基礎調査, 日本赤十字看護大学紀要(23), 2009, 27-35.

公益財団法人日本看護協会　労働と看護の質向上のｔめのデータベース（DiNQL）事業 <https://www.nurse.or.jp/nursing/practice/database/index.html>

坂本すがの４つの経営指標

小山秀夫. 病院のＤＯ—看護管理で病院がよみがえる. 医学書院. 2004. 183.

吉田千文編. ナーシング・グラフィカ　看護の統合と実践（1）看護管理　第４版. 2018. 232.

小林亜美. 看護マネジメントに活かすデータの戦略的活用. 看護管理 25（11）. 2015. 982-988.

第 **3** 章

問題解決に役立つツールの活用法

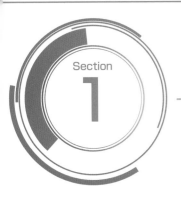

図表の使い分け

鹿児島大学病院　医療情報部　助教
岩穴口 孝

　看護師は看護部内の委員会のみならず、病院内で多くの委員会に参加する機会があり、そこには医師、コメディカル、事務職など多種多様なスタッフが参加します。同じ病院のスタッフといえども、部署や業務内容が異なるスタッフに自分の思いや経験談を一生懸命伝えても、その主張を理解してもらうのが難しいことも少なくありません。

　相手を理解させ納得してもらうためには、事実を伝える必要があり、その最たるものである数字で語ることが最善の策です。数字で語る際には、表やグラフを効果的に利用することで、理解や同意を得るのに役立ちます。一方で、不適切な表やグラフの使用は、混乱を招いたり不信感を抱かせてしまう場合もあります。

　そこで本章では、まず第1・2節で問題解決のための表やグラフの活用法と注意事項について解説します。第3節では全体像を把握するために筋道を立てて物事を整理する手法や、プロジェクト管理に役立つ手法を紹介します。この手法を用いることで、分析や介入のターゲットを絞ることができ、表やグラフで示すべき事実が明らかになります。最後に第4節で、データ分析や図表作成の元となるデータベースの概要と留意事項について確認します。

図表を選択する際の基本ルール

　看護管理者の皆さんは、これまでに会議資料や研究発表のために多くの図表を作成してきたと思います。その際、どのように利用する"図"と"表"を選択してきたでしょうか。図と表の特徴を理解し、守るべき基本ルールを押さえた上で、目的に応じた図表を選択しましょう。

◎表

【特徴】

　表は文字と数字を、罫線で格子状に区切ったマスに配置したものです。データの傾向やパターンではなく、具体的な数値を示したい場合に利用します。

【選択の基準】

・正確な数値や詳細なデータを示す必要がある。

・複数項目の特性や分類のデータを示し、項目間の数値を比較・対比して見せたい。

表3-1　重症室算定実績と次年度目標算定額を示した表

診療科	2020 年度実績			2021 年度目標		増収見込額 (円)
	稼働率	算定率	算定額 (円)	算定率	算定額 (円)	
A科	98.6%	98.1%	5,307,000	98.1%	5,307,000	+0
B科	91.7%	94.6%	2,859,000	98.1%	2,954,300	+95,300
C科	89.5%	82.1%	807,000	98.1%	961,300	+154,300
D科	101.4%	72.6%	3,231,000	98.1%	4,353,700	+1,122,700
E科	99.5%	94.9%	4,149,000	98.1%	4,274,500	+125,500

・特定の要因の有無や多寡を示したり、それによる別要因への影響を示したい。

・データについての説明文が、同じ言葉や言い回しの繰り返しにより、冗長になることを避けたい。また、データを限られた範囲で示したり、資料をスッキリ見せたい。

【利用目的の例】

・研修会や学会の予算・会計報告書

・各種統計や看護部年報などの報告書

【利用上のポイント】

・罫線は引きすぎてはいけません（表3-1）。

　すべての行間や列の間に罫線が引かれた表を見かけます。分類の大小関係を示すために太線や点線を使い分けているケースも少なくありません。罫線が多い表は見にくいうえに、資料全体にビジーな印象を与えます。余計な罫線を消し、行間や列幅を調整することで罫線の代わりにできます。

・数値や金額の配置は右揃えで3桁区切りにします。

　いくら正確で詳細なデータを示しても、データの型（種類）に合わせた表現をしていないと、見にくいばかりか誤認識の原因になります。数値や金額は右揃えで3桁区切りにすることで、大きな数値でもカンマの位置が揃うので、素早く理解することができます。小数点以下の桁数も揃えましょう。

　すべての値を中央揃えにしている表を見かけますが、中央揃えは表の項目名（一番上の行、一番左の列）に設定すると見やすくなります。値に中央揃えを設定するのは、短い単語や固有名詞の範囲にとどめましょう。

・タイトルは表の上に配置します。

◎図（グラフ）

【特徴】

　図には、グラフやフローチャートなどがあります。情報を、文字や数字以外に点や線、図形を用いて視覚的にわかりやすくしたものです。ここでは表と対比して理解するために、図のなかでもグラフの特徴について説明します。

　グラフは表を元に作成しますが、グラフでは詳細な数値まで記載しないので、グラフから元の表を作成できないことがあります。つまり、グラフは特徴的な結果を強調し、直観的な理解を促しますが、表と比べると含まれるデータ量は少なくなります。

【選択の基準】

・具体的な数値でなく、データから読み取れる大小関係や傾向について注目してもらいたい。

・データ全体のなかで、特定の項目または数値に焦点を当てて説明したい。

・限られた時間のなかで情報を伝えたい。

【利用目的の例】

・会議資料や学会発表用のスライド

・Webページやリーフレットでの掲載

【利用上のポイント】

・比較・強調したい視点に合わせた適切なグラフの種類を選択します（次節参照）。

・型にとらわれずに柔軟にグラフを作成します。

　学術論文によっては作図の細かい規定がありますが、問題解決のために病院内で利用する資料であれば、こだわる必要はありません。エクセルなどに搭載されているグラフ作成の標準的な要素だけでは主張を理解してもらうのが難しい場合は、グラフ内に図形やテキストを追加しましょう。

・タイトルは図の下に配置します。

　本書では、図表ともにタイトルが上に置かれていることに気がつかれた読者もいるかもしれません。表のタイトルは上に、図のタイトルは下に配置するのは、JISX405「日本語文書の組版方法」というルールで定められているものですが、一般の書籍はこのルールに従っていないものも多くあります。論文などはこのルールに従うことが普通ですので、読者のみなさまが論文を執筆する際は、注意してください。

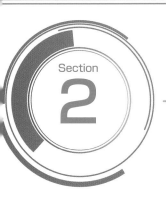

Section

2

グラフの基礎知識と 目的に応じたグラフの選択

エクセルには多くの種類のグラフが用意されています。ここでは、看護管理者が利用する基本的なグラフから、データからより多くの情報の取得を可能とする応用的なグラフまで紹介します。主張したいことが、量、順位、変化、内訳、関係、データのばらつきのどれに当たるかを考え、目的に応じた適切なグラフを選択しましょう。

棒グラフ

縦軸にデータの合計値や平均値をとり、横軸に項目名を配置して、棒の高さで、データの大小を比較します。横軸を年月などの時間軸にすれば、データの変化の推移を見ることもできます。縦軸に項目名を配置した横棒グラフは、データ量で降順に並べて比較する場合（ランキング形式）や、項目名が長い場合（質問紙調査の質問など）に利用します。

【利用目的の例】

・平均在院日数を部署ごとに比較したい、手術件数の多い診療科を確認したい。

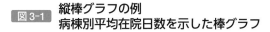

図3-1 縦棒グラフの例
病棟別平均在院日数を示した棒グラフ

図3-2 横棒グラフの例
診療科別手術件数を示した棒グラフ

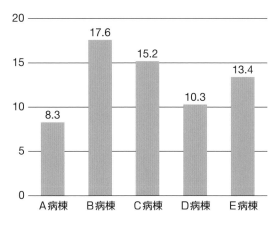

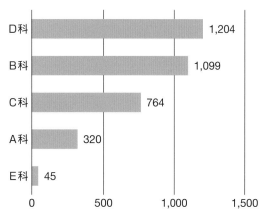

ヒストグラム

　度数分布表をグラフにしたものです。縦棒グラフと似ていますが、横軸には、例えば10～19歳、20～29歳といった連続したデータの階級を配置します。縦軸はその階級に含まれるデータ数（度数）となります。各階級のデータ数や分布のばらつきを確認するために利用します。

　人は平均値を見たときに、平均値を中心とした左右対称の山なりのデータ（正規分布）を思い浮かべます。しかし、平均値に違和感を感じた際にヒストグラムを作成すると、片側の裾が伸びた（片側に歪んだ）山の形や、多峰性の山の形となっていることがあります。

【利用目的の例】

診療報酬請求額の区分ごとに患者数の分布を確認したい。

　　図3-3　**ヒストグラムの例**
ある月の診療報酬請求額区分別　外来患者数を示したヒストグラム

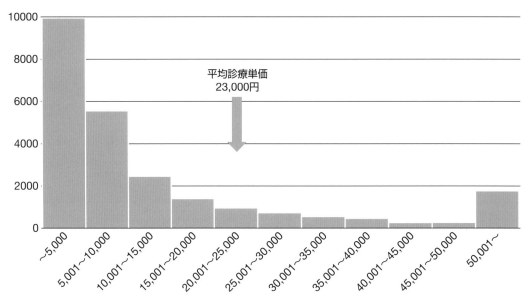

外来の平均診療単価は 23,000 円であるが、ヒストグラムで確認すると、10,000 円以下の患者が大半を占めており、一部の患者が単価を押し上げていることが確認できる。

折れ線グラフ

　時系列でデータの変化を確認したり、傾向（トレンド）をつかむのに適しています。

【利用目的の例】

平均在院日数の推移を確認したい。

図3-4 **折れ線グラフの例**
診療科別平均在院日数の推移を示した折れ線グラフ

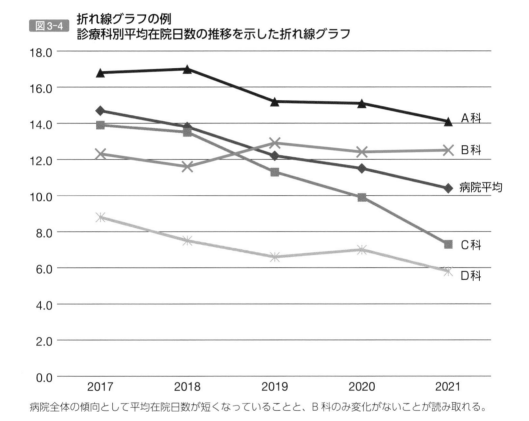

病院全体の傾向として平均在院日数が短くなっていることと、B科のみ変化がないことが読み取れる。

円グラフ

全データに対する各項目の内訳比率を確認するために利用します。1種類のデータ要素しか扱えません。項目の並び順は、順序関係がある項目の場合（"大変良い"から"大変悪い"の5段階評価、年代別、など）は、円の0時を起点として、時計周りに順番に並べるのが一般的です。一方で、順序関係がない項目の場合は、値の大きい順に並べます。

円グラフは比率の大小関係を、中心の角度や扇形の図形の大きさで表します。グラフを傾けたり3Dにすると、その見え方自体が変化してしまうので、そうした加工は禁止です。

【利用目的の例】

手術中止・延期の影響の大きい原因を確認して対策を講じたい。

図3-5 **円グラフの例**
手術中止・延期理由の内訳を示した円グラフ

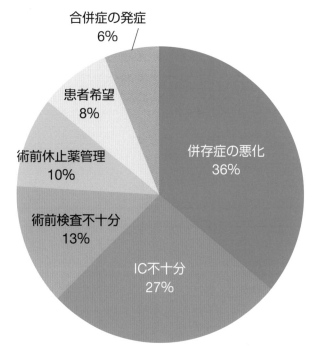

手術中止・延期理由のうち、対策を講じることで防ぐことが可能な理由（IC不十分、検査不十分、休止薬管理）が半数を占めることが読み取れる。

積み上げ棒グラフ、100%積み上げ棒グラフ

　帯グラフとも言われます。各項目内の要素の値を積み上げるように表現した棒グラフです。棒グラフが合計値を示すとしたら、積み上げ棒グラフは小計値も示すことができます。例えば、病院間の総病床数と診療科別の病床数の比較が可能となります。100%積み上げ棒グラフは、合計値を100%として、実数でなく比率で比較が可能となります。

　棒グラフでは項目間の平均値の比較もできましたが、積み上げ棒グラフでは平均値の比較はできません。

【利用目的の例】

部署別のインシデント報告数と、多い事故内容を確認したい

図3-6 **積み上げ棒グラフの例**
部署別のインシデント報告数と内容内訳を示した積み上げ棒グラフ

（グラフ作成に必要な表）

	A病棟	B病棟	C病棟	D科	E科	F部
薬剤関連	5	3	2	1	2	0
転倒転落	3	6	3	0	0	0
チューブ類	3	1	6	0	0	0
検査	2	3	1	8	4	0
患者誤認	1	2	0	0	0	5

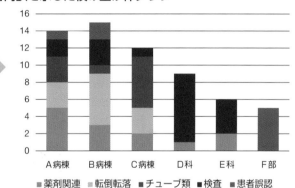

インシデント報告数が多い部署と、部署毎の特徴的な事故内容を確認することができる。

二重円グラフ（二重ドーナツグラフ）

　2つの円グラフを重ねたものです。用途は2タイプあり、内側と外側の円で異なる項目の内訳比率を確認する場合と、項目ごとの合計と内訳を確認する場合です。円を重ねていけば、その円の数だけデータ要素を比較することができます。

【利用目的の例】

性別・年代別、患者（看護師）構成比率。

入院・外来別に稼働額に影響を与えている診療報酬区分を確認したい。

図3-7 **二重円グラフの例**
ある年度の診療報酬請求額の内訳を示した二重円グラフ

（グラフ作成に必要な表）

単位：百万円

入外区分	請求区分	入外合計	請求区分小計
入院		9,000	
	入院基本(DPC)		3,500
	入院基本(出来高)		1,200
	検査		110
	画像診断		40
	投薬		80
	注射		530
	処置		80
	手術		3,100
	その他		360
外来		3,000	
	初再診		80
	検査		520
	画像診断		410
	投薬		330
	注射		1,180
	処置		30
	手術		50
	その他		400

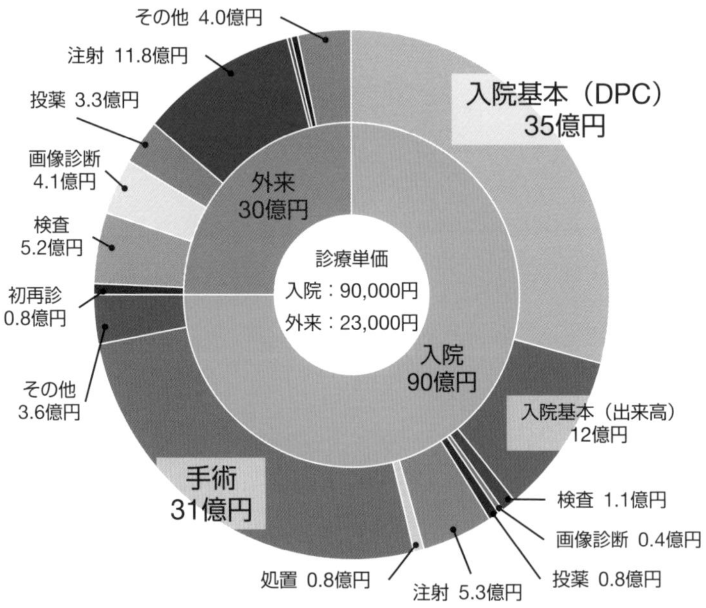

医業収入の3/4は入院による診療報酬であることや、DPC対象病院ではその大半を入院基本料と手術料が占めていることが確認できる。

散布図

　縦軸と横軸にそれぞれに2つの要素（項目）の目盛りを設定し、データが当てはまるところに点（プロット）を打つグラフです。2つの要素の関係性（相関）を確認することができます。1つの要素の値の増加に伴い、もう片方の値が増加すると、点が右肩上がりに連なります（正の相関）。一方で、1つの要素の値の増加に反して、もう片方の値が減少すると、点が右肩下がりに連なります（負の相関）。

【利用目的の例】

ICに要する時間が患者年齢で異なる気がするので、傾向を見たい。

図3-8 散布図の例
患者年齢と術前説明の所要時間を示した散布図

（グラフ作成に必要なデータ）

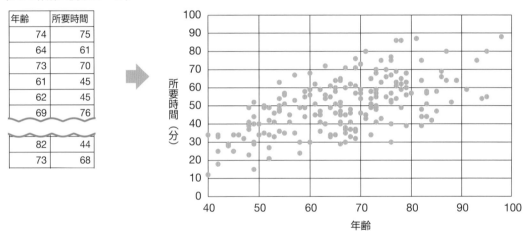

年齢	所要時間
74	75
64	61
73	70
61	45
62	45
69	76
82	44
73	68

年齢が高くなるにつれ、説明に必要な時間が長くなることが確認できる。

レーダーチャート

円の中心から項目数に応じて放射状に線を引き、その上の各項目の値に点を打ちます。各点を線で結んだ多角形を見ることで、複数あるデータの項目を比較したり、全体のバランスや傾向を確認することができます。起源はナイチンゲールが考案したもので、看護師にとってゆかりのあるグラフです。

【利用目的の例】
職務満足度調査結果の全体の傾向や部署ごとの特徴をつかみたい。

5章の「クレーム数を減らしたい（患者満足度を上げたい）」（p152）では、レーダーチャートを用いた3年間の外来患者の満足度の変化を確認した例が紹介されています。

図3-9 レーダーチャートの例
職務満足度調査（病棟別比較）を示したレーダーチャート

（グラフ作成に必要な表）

	業務量	給料	人間関係	上司・先輩のサポート	教育・研究	私生活とのバランス
A病棟	9	9.5	9	9	9	10
B病棟	7.5	9	6	8	7.5	9
C病棟	4.5	7.5	7	6	7	6
平均	6.5	8.5	7.5	8	8	8

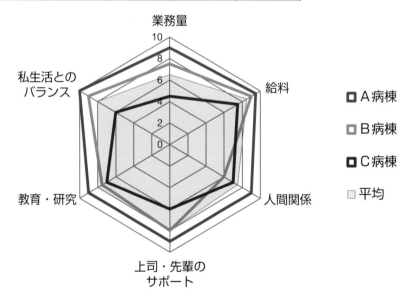

病棟や調査項目毎の傾向、特徴的な結果が確認できる。例えば「給料」は病院全体で満足度が高い、A病棟は全項目で満足度が高いが、C病棟は全体的に低い、B病棟は人間関係に問題があることが読み取れる。

複合グラフ

　単位の異なる2つの要素を1つのグラフで表したい場合に利用します。例えば、月毎の平均外来患者数と平均待ち時間の推移を確認する際、値が約1,000（人）の患者数と、約30（分）の待ち時間を棒グラフで示しても、待ち時間の変化を確認することは難しいです。この場合、患者数は棒グラフで表して縦軸を左側に配置し、待ち時間は折れ線グラフにして縦軸を右側に配置した複合グラフを作成することで、2つの要素の変化や関連を確認することができます。

　なお、エクセル2013以降のバージョンでは、グラフの種類から［組み合わせ］の［集合縦棒—第2軸の折れ線］を選択することで作成できます。

【利用目的の例】

平均在院日数の短縮が稼働率に与える影響を確認したい。

図3-10　複合グラフの例
平均在院日数と稼働率の推移を示した複合グラフ

（グラフ作成に必要な表）

	平均在院日数	稼働率
2017	14.7	92%
2018	13.8	90%
2019	12.2	86%
2020	11.5	87%
2021	10.4	84%

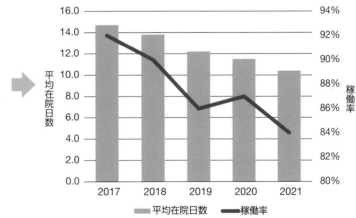

在院日数短縮に伴い、稼働率が低下していることが読み取れる。

パレート図

　経済活動において、例えば「売り上げの80%は、全顧客のうち20%がもたらしている」という経験則を「80対20の法則」または「パレートの法則」と言います。この法則を図式化したものがパレート図で、項目を度数が多い順に並べた棒グラフで表したものと、累積比率を表す折れ線グラフを組み合わせた複合グラフです。

　特定の課題解決のために、影響の少ない要因を切り捨てて、重点的に対策を講じる必要がある要因を判断するために利用します。エクセル2016以降のバージョンでは、グラフの種類の［ヒストグラム］グループに［パレート図］が搭載されています。それ以前のバージョンでは累積比率を算出して、複合グラフと同じ手順で作成します。

【利用目的の例】

超過勤務時間削減のために対策を講ずるべき業務を明らかにしたい。

図3-11　パレート図の例
ある病棟の理由別の超過勤務時間を示したパレート図

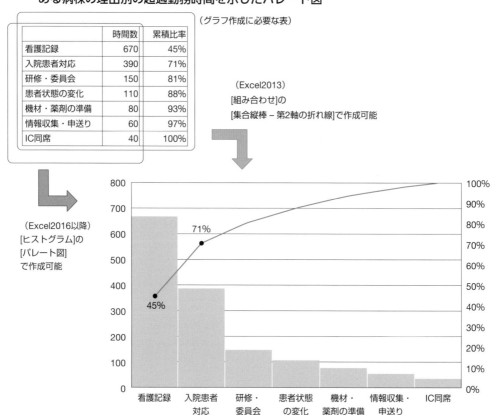

（グラフ作成に必要な表）

	時間数	累積比率
看護記録	670	45%
入院患者対応	390	71%
研修・委員会	150	81%
患者状態の変化	110	88%
機材・薬剤の準備	80	93%
情報収集・申送り	60	97%
IC同席	40	100%

（Excel2013）
［組み合わせ］の
［集合縦棒 – 第2軸の折れ線］で作成可能

（Excel2016以降）
［ヒストグラム］の
［パレート図］
で作成可能

超過勤務の7割が看護記録と入院患者対応で発生していることが確認できる。

箱ひげ図

　ヒストグラムと同様にデータの分布を確認できます。箱ひげ図では複数の項目の分布も比較が可能です。箱ひげ図から得られる情報は多く、平均値、中央値、最小値、最大値、外れ値、第1四分位数（25パーセンタイル）、第3四分位数（75パーセンタイル）を確認することができます。

　四分位数とは、データを小さい順に並べたとき、4等分する3つの区切り位置の値です。四分位数は、小さい方から、第1四分位数、第2四分位数（中央値と同じ）、第3四分位数と言います。第3四分位数と第1四分位数の差を四分位範囲といい、この範囲に中央値に近

図3-12 **箱ひげ図の例**
ある病棟で症例数の多い DPC と在院日数を示した箱ひげ図

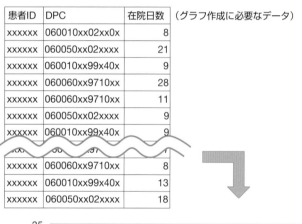

患者ID	DPC	在院日数
xxxxxx	060010xx02xx0x	8
xxxxxx	060050xx02xxxx	21
xxxxxx	060010xx99x40x	9
xxxxxx	060060xx9710xx	28
xxxxxx	060060xx9710xx	11
xxxxxx	060050xx02xxxx	9
xxxxxx	060010xx99x40x	9
xxxxxx	060060xx9710xx	8
xxxxxx	060010xx99x40x	13
xxxxxx	060050xx02xxxx	18

（グラフ作成に必要なデータ）

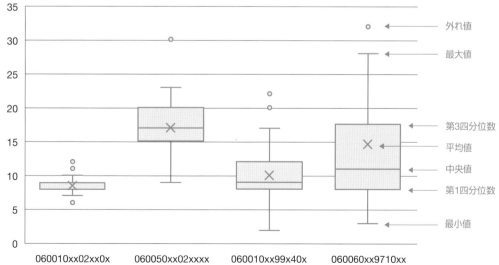

DPC 毎の在院日数のばらつきの状態を確認できるので、クリティカルパスなどの検討資料として利用できる。

い50%のデータが含まれます。エクセル2016以降のバージョンでは、グラフの種類に箱ひげ図が標準搭載されています。

【利用目的の例】

DPC毎の在院日数の平均とばらつきを合わせて確認したい。

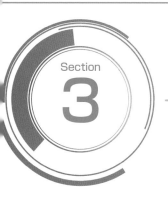

情報や考えを整理する手段

ピボットテーブル

　ピボットテーブルとは、大量のデータからクロス集計表を作成するエクセルの機能です。

　データ分析では、大量の生データが手元にあっても問題点がつかめません。そのため、いろいろな仮説を立てデータを"集計して表を完成させ"概観して、特定の集計値に焦点を当てます。この"集計して表を完成させ"という作業を、項目のドラッグ＆ドロップやリスト選択といった簡単な操作で可能にするのがピボットテーブルになります。1つのデータベースが持つ項目と値を組みあわせて、いろいろな切り口で短時間に集計することができます。集計は、項目毎のデータ総数、合計値、平均値、標準偏差などの計算が可能です。

　例えば、1退院患者1レコードとして蓄積された1年間分のエクセルデータがあるとします。項目が"患者ID"、"科"、"病棟"、"DPC"、"在院日数"、"請求額"であれば、ピボットテーブルを利用することで「診療科別請求額合計」「DPC別平均在院日数」「診療科・病棟別患者数」と言った集計値や表を、1分ほどの作業時間で確認することが可能です。患者数が100人でも1万人でも手順や計算時間は変わりません。

　5章「クレーム数を減らしたい（患者満足度を上げたい）」（p152）では、ピボットテーブルを部署の傾向を確認するのに利用する例が紹介されています。

ロジックツリー

　ある事象や問題を要素ごとにツリー上に分解して、問題の原因解明や解決方法を探る手法です。問題を構造化し視覚化できるので、問題の全体像を確認できるようになります。ロジックツリーを展開する際には、要素を"漏れや重複がないように"上位概念から下位概念に枝分かれさせていく必要があります。ロジックツリーのそれぞれの分岐の重要度は異なるため、最終的に分岐に優先順位を付けることで、重点的にフォーカスすべき分岐を取捨選択できるようになります。

　5章「入院単価を上げたい」の項目（p101）で、ロジックツリーの具体的な活用事例を紹介しています。同じ図となりますが、現場でのロジックツリーの活用例として、本稿でも掲載します。

図3-13　入院単価が低い理由を分析したロジックツリーの例

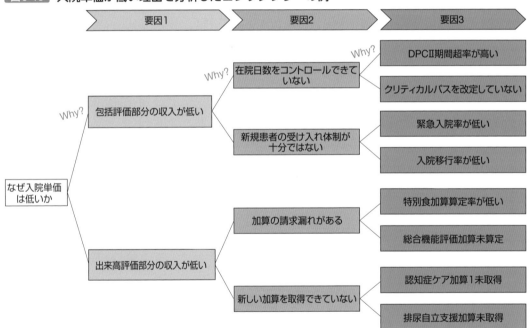

ベン図

　複数の集合（情報や属性の群）の領域の重なりを図式化する手法です。前述のとおり、ロジックツリーでは、重複がないように要素を分解します。一方、ベン図では重複の具合を可視化し、要素の関係性や相違点を整理するために利用します。

　例えば、看護部目標として身体拘束削減を掲げ、これまでの身体拘束の適切性を評価するとします。病院情報システムから、患者毎に「看護必要度B項目の危険行動有」「身体拘束の実施」「インシデントの報告」のデータを抽出します。それらの集合で作成したベン図からは、身体拘束の必要性のなかった患者や身体拘束によりインシデントを防げた患者の状況が見えてきます。

図3-14 身体拘束の適切性評価のためのベン図を利用した例

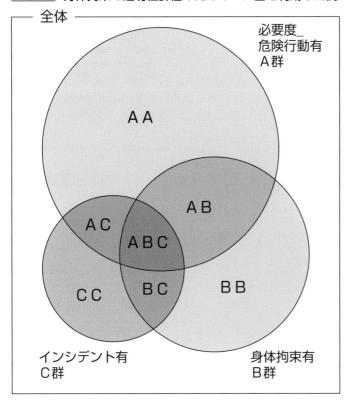

全体

必要度_
危険行動有
A群

A A

A B

A C

A B C

C C

B C

B B

インシデント有
C群

身体拘束有
B群

理由なく身体拘束しているのは

B B

身体拘束を検討すべきだったのは

C C

（インシデントが発生してしまったが、）
身体拘束の判断が正しかったのは

A B C

ガントチャート

　ガントチャートはプロジェクト管理ツールです。看護部門でのプロジェクトの1例として、看護情報システムの更新をあげると、新システム稼働までにマスタ作成やマニュアル整備、パイロット運用や操作研修など、複数のタスクを多数のメンバーで並行して進めていく必要があります。ガントチャートでは縦軸にタスクを置き、横軸にタスクごとのスケジュール（開始日から終了日）を帯状に示します。タスク毎に必要な期間やタスクの順序、担当者、全体のスケジュールといったプロジェクトの全体像と、現在の進捗状況を確認することができます。

　5章「効率的に質のよい看護記録を残したい」の項目（p146）で、ガントチャートの具体的な活用事例を紹介しています。

図3-15　記録整備のスケジュールを示したガントチャートの例

		2021年											
		1月	2月	3月	4月	5月	6月	7月	8月	9月	10月	11月	12月
		電子カルテ更改			電子カルテ機能要件提出			看護基準修正完了		マスタの修正完了			クリニカルパスアセスメントツールの修正完了
電子カルテ	機能改修		マイナー改修 用語や使用権限の修正										
マスタ	マスタ作成	HCbooks登録済み	看護基準、クリティカルパスと整合性をとりながら修正							マスタの修正			
資料改訂	看護記録基準							修正					
	看護過程活用ガイド		改訂するか検討										
	看護基準	改訂方法の検討	作成疾患を確定	HCbooksマスター、アセスメントツールと整合性をとりながら修正									
	クリニカルパスアセスメントツール	改訂方法の検討	雛形を作成	HCbooksマスターと整合性をとりながら修正									
教育	ラダー研修	ラダーI～Vまでの研修											
その他	調整	品質保証室				システム管理委員会							

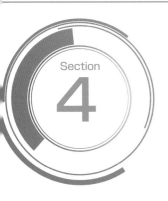

エクセルの使用用途と
データベース管理

エクセルの3つの用途

　表計算ソフトであるエクセルには、業務の効率化や意思決定を支援する多くの機能があり、さまざまな用途で利用できます。そのなかでも、看護部門でのエクセルの用途は大きく3つに大別できます。

◎文書作成

　文書作成はワードが得意とするところですが、エクセルでの作成の方が効率的なものもあります。エクセルは行間や行頭の調整をセルの高さ・幅で調整できます。行列の追加・移動やセルの結合も簡単なので、多彩な形式を表現できます。文書内の2つの数値や日付から、差や日数を求めたり、入力項目が決まっているものは選択肢を作成し、プルダウンから選択させることもできます。

　注意点としては、ワードは画面の表示通りに印刷されますが、エクセルで作成した印刷文書は、文字の折返し位置が画面に表示されたものと異なることがあります。具体的な文書としては、入院診療計画書、問診用紙、各種チェックリストなどがあります。入力項目が多いものや、長い文章の入力を必要としないものに向いています。

◎表・グラフ作成

　足し算や割り算に使う演算子（+や/）や関数を使うことで、集計値（合計や平均）を計算し、そのまま表を完成させることができます。データの一部を変更しても、自動的に再計算してくれるので、効率的に正確な資料を作成できます。罫線やセルの塗りつぶしには多くの機能が備わっているので、そのまま資料として利用できる見栄えのよい表を作成することができます。項目名とデータの配置を工夫して表を作成すれば、思い通りのグラフを作成することも可能です。

◎データベース管理

　データベースと聞くと難しそうで、その管理となると看護師には関係がないと考えがちで

すが、実は看護師は多くのデータベースを作成・管理しています。台帳と表現すれば身近に感じられるのではないでしょうか。例えば、エクセルを使って病棟で入院台帳を作成したり、入退院支援部門で退院支援カンファレンスの実績を記録したりしたものもデータベースです。データベースとは「後から使いやすいように、決まった形式で蓄積されたデータの集まり」のことを言います。

　データベースでは、並べ替え、検索、抽出、集計という4つの代表的な機能があり、これら機能により問題解決に必要な情報を得ることができます。一方で、データベースの作成では守るべきルールがあり、ルールを守らないと、データベース機能や前述したピボットテーブルが利用できません。看護師がデータベースを作成・管理する上で最低限守るべきルールを、以下に示します。

Excelでデータベースを作成・管理するためのルール

◎①セルを結合しない

　体裁を整えるために「セルを結合して中央揃え」が利用されますが、結合したセルはデータベースとして認識できなくなり、データベース機能が利用できなくなるためやめましょう。「セルを結合して中央揃え」と同じレイアウトは、複数セルを選択した上で［セルの書式設定］から［選択範囲内で中央］を設定すれば、セルを結合することなく実現できます。

◎②項目名は先頭行に1行で表示し、ユニークな名称とする

　項目名のセルを結合しているデータベースを見ることがありますが、禁止です。また、項目名を2行にわたり、1行目に大分類、2行目に中分類を記載しているものがありますが、並べ替えやピボットテーブルでの作業に支障を来すので、見出し行は1行になるように項目名を変更します。項目名は重複のないユニークなものにしましょう。

◎③1つのセルには1つのデータを入力する

　1つのセルに「鹿児島太郎（75）」と氏名と年齢を入力したりすると、データの抽出や集計が難しくなります。1つのセルには、最小単位まで分解したデータを1つだけ入力した方が、後から利活用しやすいです。

◎④ファイルやシートを分けない

　月毎にファイルやシートを分けてデータベースを管理しているケースがありますが、デー

タベースは1ファイル1シートで管理して下さい。ファイルやシートが月毎に分かれていると、1年分の集計をする際、全てを統合する作業が発生します。また、ある月だけ項目の追加や並べ替えが行われたり、データ形式が変更されてしまうと、データベースの統合が難しくなります。部署でファイルを分け、それぞれデータを入力している場合も、1ファイルでの管理をオススメします。病院内にネットワークでファイルを共有するシステム（共有フォルダなど）があれば、エクセルの［共有ブック］機能で、複数人で同時に編集が可能となります。

◉⑤空白行、空白列を作らない

　エクセルは、空白行と空白列で囲まれた範囲を1つのデータベースとして認識します。そのため、データベースの途中に空白行が存在すると、フィルタやピボットテーブルで、それ以降の行のデータが抽出できなかったり、集計から漏れてしまったりします。区切り線の感覚で空白行を挿入しているものを見かけますが、データベースの途中には空白行を作成しないようにしましょう。

◉⑥フォント変更やセルの塗りつぶし、斜め罫線でデータを追加しない

　データのフォント変更などで、情報を追加することがあります。一人暮らしの患者データを黄色で塗りつぶす、介入日に斜め罫線を引くという作業は、「独居」や「介入不要」というデータを追加していることと同じです。最新版のエクセルでは、フォントやセルの色でデータの抽出が可能ですが、基本的にはエクセルはフォントやセルの色、罫線をデータと見なしていません。そのため、それらを条件にしてピボットテーブルや関数で集計はできません。必要なデータであれば、例えば項目名に「独居」や「介入不要」を追加し、該当する患者に"1"を入力するようにしましょう。

図3-16 エクセルでのデータベース管理の禁止事項

①セルを結合しない
②項目名は先頭行に1行で表示する

③1つのセルには1つのデータを入力する
　入院目的と予定入院期間が入力されている。
　予め項目を分けておく。

②項目名はユニークな名称とする
　"手術名1","手術名2"として同じ名称に
　ならないようにする。

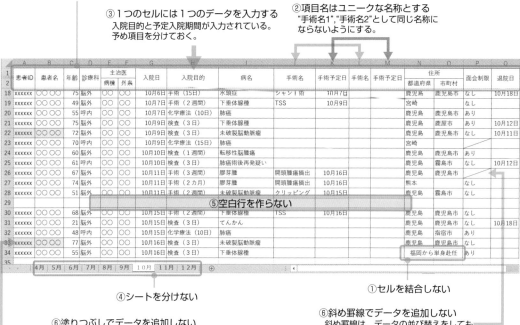

患者ID	患者名	年齢	診療科	主治医 病棟	主治医 外来	入院日	入院目的	病名	手術名	手術予定日	手術名	手術予定日	住所 都道府県	住所 市町村	面会制限	退院日
18 xxxxxx	○○ ○○	75	脳外	○○	○○	10月6日	手術（15日）	水頭症	シャント術	10月7日			鹿児島	鹿児島市	なし	10月18日
19 xxxxxx	○○ ○○	49	脳外	○○	○○	10月7日	手術（2週間）	下垂体線種	TSS	10月9日			宮崎		なし	
20 xxxxxx	○○ ○○	55	呼内	○○	○○	10月7日	化学療法（10日）	肺癌					鹿児島	鹿児島市	あり	
21 xxxxxx	○○ ○○	75	脳外	○○	○○	10月9日	検査（3日）	下垂体線種					鹿児島	鹿屋市	あり	10月12日
22 xxxxxx	○○ ○○	72	脳外	○○	○○	10月9日	検査（3日）	未破裂脳動脈瘤					鹿児島	鹿児島市	なし	10月11日
23 xxxxxx	○○ ○○	70	呼内	○○	○○	10月9日	化学療法（15日）	肺癌					宮崎			
24 xxxxxx	○○ ○○	60	脳外	○○	○○	10月10日	検査（1週間）	転移性脳腫瘍					鹿児島	鹿児島市	あり	
25 xxxxxx	○○ ○○	61	呼内	○○	○○	10月10日	検査（3日）	肺癌術後再発疑い					鹿児島	霧島市	なし	10月12日
26 xxxxxx	○○ ○○	67	脳外	○○	○○	10月11日	手術（3週間）	膠芽腫	開頭腫瘍摘出	10月16日			鹿児島	鹿児島市		
27 xxxxxx	○○ ○○	74	脳外	○○	○○	10月11日	手術（2カ月）	膠芽腫	開頭腫瘍摘出	10月16日			熊本		なし	
28 xxxxxx	○○ ○○	51	脳外	○○	○○	10月11日	手術（2週間）	未破裂脳動脈瘤	クリッピング	10月15日			鹿児島	霧島市	なし	
29								⑤空白行を作らない								
30 xxxxxx	○○ ○○	68	脳外	○○	○○	10月15日	手術（2週間）	下垂体線種	TSS	10月16日			鹿児島	鹿児島市	なし	10月18日
31 xxxxxx	○○ ○○	21	脳外	○○	○○	10月15日	検査（3日）	てんかん					鹿児島	鹿児島市	なし	
32 xxxxxx	○○ ○○	48	呼内	○○	○○	10月15日	化学療法（10日）	肺癌					鹿児島	指宿市	あり	
33 xxxxxx	○○ ○○	77	脳外	○○	○○	10月16日	検査（3日）	未破裂脳動脈瘤					鹿児島	鹿児島市	なし	
34 xxxxxx	○○ ○○	55	脳外	○○	○○	10月16日	検査（3日）	下垂体線種					福岡から単身赴任		あり	
35																

4月　5月　6月　7月　8月　9月　10月　11月　12月

④シートを分けない

①セルを結合しない

⑥塗りつぶしでデータを追加しない
　例えば「急患」はセルを塗りつぶすという部署内の
　共通ルールで運用している。後からの利活用が
　難しいので、項目として"急患"を追加する。

⑥斜め罫線でデータを追加しない
　斜め罫線は、データの並び替えをしても
　位置が変化しないので利用しない

一人は欲しい！アクセス（リレーショナルデータベース）が利用できる人材

　アクセスは Microsoft Office に含まれるソフトウェアの１つで、データベース管理システムになります。エクセルもデータベースとして利用できることは前述したとおりであり、バージョンアップの度にデータベース管理に必要な機能の強化が図られているため、これからアクセスを学ぼうという人にはその必要性を感じにくいかもしれません。アクセスはエクセルと比較して、より大量のデータの管理や処理に向いていたり、フォームやレポートという機能を利用して、簡単なアプリケーション開発が可能であるなど、エクセルより優位ないくつかの特徴があります。そのなかでも以下の２点において看護管理者のデータ利活用をパワフルに後押ししてくれるはずです。

①病院情報システムからの任意のデータを抽出する。
②複数のデータベースを繋ぎ合わせて（リレーション）、新たなデータベースを作成する。

　①により、ある診療報酬項目の過去１年間の算定件数を病棟や診療科毎に抽出したり、これまで認知症ケアチームの介入実績を１件ずつ Excel 入力していたものを廃止し、電子カルテから抽出したデータで同様のデータベースを作成するといったことができます。②では、看護部で管理する職員データと、人事係や労務管理係で管理するデータを統合して、人事異動や業務の平準化を検討するための資料を得ることができます。①と②の機能を組み合わせれば、リアルワールドデータと呼ばれる実臨床から得られるデータを活かして、ダイナミックかつ効率的に看護管理に役立てることができます。

　４節で解説したルールに則った形式で作成された自分達のデータベースがあれば、患者 ID と入院日を条件にして、DPC データ、カルテ情報、看護ケア実績、診療報酬請求額といった情報を追加してもらうことも難しいことではありません。データに基づく看護管理のために、院内でアクセスが利用できる人材を確保・育成しましょう。

第 **4** 章

座談会：
取り組みの成果が上がらないとき、
何を見直すべきか

座談会：取り組みの成果が上がらないとき、何を見直すべきか

データを分析・活用し業務改善に取り組んでも、思うような成果が得られないことも少なくない。そうした際、何を見直していけばよいのか。ありがちなミス、見落としがちな点、改善に取り組む際の大切な視点——医療情報の専門家、看護管理者などの立場からデータを扱う4人に話を伺った。

システム導入前に行うべき「業務整理」

——目の前の課題を改善しようと取り組んでも、なかなか成果が出ないことは珍しくないことです。成果が出ないのには原因があるのでしょうか？

宇都 少し昔の話になりますが、まさに成果が出ない典型例の1つですので、1984年、私の所属する鹿児島大学病院に初めて注射オーダリングシステムを導入した際のお話をしたいと思います。

　その頃は、多くの病院で注射薬を病棟に定数で配置し、使ったら補充するという運用をしていました。そのような運用では高額な注射薬が置きっ放しになっていたり、使用期限切れの薬を使用するおそれがあったり、管理が不十分になるリスクが高いため、看護部として薬剤部に薬の管理を集中化してもらうよう提言し、注射箋による一本渡しが実現していました。新しいシステムを導入すると、得てして混乱が生じがちですが、オーダリングシステム導入前から一回一回注射箋を書く、一本渡しを行っていたため、システムが導入されても処方箋を書くかわりにオーダーをすればいいだけのことですので、さほどの混乱もなく新しいシステムを入れることができました。一方、病棟に定数配置をしている病院でオーダリングシステムを導入すると、わざわざオーダーしなくてもすぐそこに注射薬があるので誰もオーダーしない、あとから数合わせのためにオーダーを行ったりと、うまく運用できないことも珍しくありませんでした。当院がスムーズにオーダリングシステムを導入できたのは、すでにきちんとした運用がなされており、そこに適切なシステムをはめ込んだからです。

　改善に取り組んでも成果が出ないケースは、いきなりシステムを導入してしまうことが原因となっていることが多いと感じています。現在、ICTやSPD（院内物流管理システム）を導入して業務の効率化や業務負担の軽減を図ろうとする病院が多

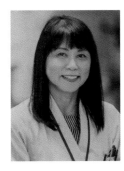

宇都 由美子
（うと・ゆみこ）
鹿児島大学病院 医療情報部 教授・部長（兼）特命副病院長
1979年熊本大学教育学部特別教科看護教員養成課程卒業、鹿児島大学医学部附属病院看護部入職。89年同院医療情報部助手、2000年鹿児島大学大学院医学研究科　博士（医学）、2006年　鹿児島大学大学院医歯学総合研究科医療システム情報学准教授、2020年より現職。
2006年鹿児島大学発ベンチャーかごしま医療ITセンター代表取締役社長、同年NPOかごしま保健医療福祉を考える会理事長。

いですが、システムさえ導入すれば物品管理がうまくいくなどと勘違いしている例が多々あります。

福田　システムを、なんでも解決してくれる魔法のツールのように考えてしまう管理者も珍しくないですよね。

宇都　例えば効率化を図るのであれば、まず「業務整理」を行うことが大切です。自分たちがどのように業務を運用しているかを洗い出して、効率化のためにどのようなシステムが必要かを考えるというのが改善に取り組む流れになるわけですが、業務整理という必須のステップを省いて、いきなりシステムや新しい仕組みを導入して解決しようとしてしまう。成果が出ない取り組みに、こうした例が多いと思います。

吉永　当たり前ですが、なんらかのシステムを導入しようとすれば準備は必要です。でも、業務整理という準備段階を省いて、いきなりシステムに飛びついてしまうのは意外にありがちですね。

宇都　吉永さんの近森病院は、理事長などトップの強いリーダーシップの下でマネジメントが行われている印象がありますが、そうした病院では新システムの導入による改善などスムーズに行くものですか？

吉永　病院は大きな組織ですし、それぞれの部署の意向もありますから、トップダウンだからうまくいくということはないですね。ずいぶん昔のことになりますが、電子カルテやオーダリングシステムを入れる際、どうしても紙のイメージが抜けきれない人もいて、大揉めに揉めながらも導入したのですが、いまだに完全な運用にはいたっていません。外来カルテや入院カルテがまだ残っていて、外来の診察終了後、診察終了とクリックして医事会計を行えばよいところを、並行して患者さんがカルテを医事課の受付に出し、そこから会計の計算をしてコスト漏れがないかをチェックする。診察が終わったのに患者さんを待たせることになってしまうので、外来カルテをやめよう、入院カルテも必要ないのではと議論されるのですが、いまだに揉めているというのが現状です。

宇都　近森病院といえば、積極的に先進的な取り組みを行っているイメージですが、そうした面もあるのですね。

吉永　議題の俎上にはしばしば載せられるのですが、紙で見たほうが安心するという人なども一定数いて、そうした意見を無視はできないということがあります。

——単純に、トップダウンで紙のカルテは廃止というわけにはいかないのですね。

吉永 大多数は廃止に賛成ですが、まさに先の宇都さんの業務整理の話のとおり、無理に新しいシステムにしても徐々に元に戻ってしまうことがあるのです。改善には、皆の認識を一致させることも大切だと考えています。物事の改善には、我慢強く取り組む姿勢も要求されます。

全体最適と部分最適

村岡 関わる人の認識の一致とは、標準化とも言えると思います。成果の上がる改善を行うには、業務のフローを標準化して、しっかりと指針を決めておくことが非常に大切だと感じています。業務整理を具体的に表現すれば、業務フローの標準化や指針の決定と言えると思います。業務フローを標準化しないまま、たとえばICT化のために電子カルテを導入したりすると、その部分だけは効率化されたように見えるかもしれませんが、業務フロー全体で見渡すと効率化に寄与していないというケースがよくあります。

部分最適と全体最適という考え方がありますが、電子カルテの導入で文書作成の時間が短縮できたとしても、医事会計課は紙ベースで処理をし、結果を突き合わせていたりすればこれまでよりも余計な時間がかかっているかもしれません。カルテ作成の作業は効率化できても、これは部分最適にしかなっておらず、病院全体の業務という観点では全体最適とはなっていないわけです。なんらかの改善に取り組む場合は、全体最適を意識して部分最適を考えるというアプローチをしないと、成果に結びつきにくいと思います。

福田 木を見て森を見ず的なアプローチはたしかに多いかもしれないですね。木という部分最適ばかり見て、森という全体最適の視点が抜けている。せっかく真面目に取り組んでも、効果が上がらないのはもったいないし、悲しいですよね。

村岡 そうですね。効果が実感できないとモチベーションもあがりません。現状の業務を整理するにはロジックツリーやSWOT分析などさまざまな手法がありますが、どの手法にしても多様な職位が参加して行うことが大切だと思います。そうしたメンバーで改善策を考え、ではこの改善策の目標達成指標は何かということを決め、誰が責任をもって評価するかも取り決めておけば、全体最適の視点をもちながら改善の効果を測定でき、モチベーションのアップにもつながりますし、うまくいかない場合は修正することもできます。

例えば、私の病院で入院単価を上げるという取り組みが行われた際、記録委員長を担当していた私は、クリティカルパスをDPC II の期間に整備し、在院日数をコントロールすることを目標にしました。その結果、パスの整備は進み、在院日数の短

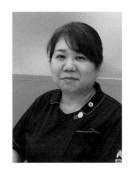

福田 ゆかり
（ふくだ・ゆかり）

鹿児島大学病院　副看護部長（業務・ベッドコントロール担当）
1992年鹿児島大学医療技術短期大学部卒業、1992年鹿児島大学病院に入職後、病棟勤務を経て、2011年より地域医療連携センター（退院支援）、2015年鹿児島大学医学部保健学科看護学専攻（老年看護学）助教、2016年看護部キャリア開発室、2018年地域医療連携センター（ベッドコントロール・退院支援担当）の看護師長を経て現職に至る。2016年鹿児島大学大学院保健学研究科（修士課程）修了。2017年鹿児島大学大学院医歯学総合研究科医療システム情報学（博士課程）在籍中。2007年摂食嚥下障害看護認定看護師。

縮化につながりましたが、在院日数を短縮しても新しい患者さんが入ってこないと稼働率はかえって下がってしまうという状況が生まれてしまいました。私自身は求められた役割を果たしたわけですが、取り組みとしてみれば収益性は下がり、病院の経営に貢献できなかった失敗事例だったと考えています。

福田　全体を見てリーダーシップを取れる人がいないと、どこに失敗の原因があって成果があがらなかったのかという振り返りもできません。指標を決めること、リーダーシップをもって取り組み全体を掌握できる人を置くことは必須だと思います。

物事を動かすリーダーシップ

宇都　たしかに、物事の改善にはリーダーシップも重要な要素となりますね。残念ながら、誤ったリーダーシップもあります。

　看護必要度の評価に、あまりに看護師の手間がかかるということで2020年度診療報酬改定ではB項目の根拠記録は不要とされました。しかし、ある病院の師長さんから、記録検討委員会が監査する際に判断の根拠がわからないので、引き続き根拠記録を書くようにとのお達しが出たとの話を聞いたことがあります。厚生労働省が看護師の手間を省いて効率化してくれたのに、わざわざ不要な記録をさせることにあきれましたが、そうした誤ったリーダーシップが通用している現状があるわけです。なぜそのような明らかに不合理なことがまかり通るのかといえば、現場には変化を嫌う気質があるからです。もちろんその度合いは病院によって異なりますが、変化を嫌う保守層は一定数いるものです。

村岡　組織のなかで何かを変えるのはパワーが必要ですよね。

宇都　そのあたりを得意としているのが、当院の副部長である福田さんです。当院の病床稼働率改善の立役者のお1人ですので、その秘訣を読者のみなさんに披露してもらおうと思います。

福田　そう言われるとお話しにくいのですが（笑）、謙遜ではなく、私1人ではなく看護部の皆の協力があって達成できたことです。かつての当院は増収に力を入れておらず、危機的な状況に陥ったことがありました。病院を健全に運営し、職員が人員削減されることなく、全員が働き続けられるようにするためには、これだけの病

院収益が必要でそのためにはこれだけの病床稼働率を達成することが必要で、そのためにがんばろうということを、病院執行部や看護部管理室から丁寧に説明がありました。

　看護部というのは、目標が明確になると皆でそちらを向いて一丸となって動いてくれる組織ですので、目標をはっきりさせたことで個々が行うべきことが明確になり、それが結果につながったのだと思います。ただ、「がんばれ」「がんばれ」ばかりでは続きませんので、困っている人、悩んでいる人がいれば話を聞き、必要があれば病院長や看護部長とスタッフの間に入ってコミュニケーションが円滑になるよう心がけたり、少しでも働きやすいようにとの思いで動いていました。

宇都　当時、私は福田さんが医師や師長さんとの電話でやりとりしているのを、いい勉強の機会だと後ろで聞いていたのですが、「ゆるがない」「ぶれない」というのがリーダーシップの大切な要素であると学びました。

　病床稼働率を高く保とうとすれば、ベッドの空きがない場合もあります。主治医によっては、医師の権限でなんとかねじこもうとしたりするわけですが、福田さんは医師が相手でも穏やかに、でもきっちりと無理だとお断りするわけです。医師に強く言われると、「では、何とかします」など、ついお願いを聞いてしまいがちですが、その場しのぎの対応をせず一貫しているのがスタッフからの信頼につながり、それがリーダーシップを発揮する土台になっているのだと思います。

福田　医師の入れ替わりもあって、またあらためて周知が必要になってはいますが（笑）、なにかを達成するには日々の地道な努力があってこそと考えています。

宇都　ベッドコントロールにしてもICT化にしても、どんな取り組みでも成否を分ける大きな要素に、そのプロジェクトのリーダー的な立場の人の「人柄」がありますね。

村岡　たしかに、「この人の言うことならやってみよう、がんばってみよう」と思うことがあります。

宇都　現場の協力を快く得られるかは、人柄の影響は少なからずあります。そうしたリーダーシップを発揮しているのが吉永さんだと思います。

吉永　リーダーシップと言われるとちょっと面映ゆいですが、看護部長として大切にしているのは、組織へのコミットメントとして、理事長に病院として何を大切にしていくかを明確にしてもらい、それを基に看護部の目標を策定し、行動計画に具体的に落とし、どう組織貢献するかをはっきりさせます。それぞれの部署では師長さんたちが数値目標を立ててくれるので、私はそれぞれの部署にどのようなポジションでかかわるかを考えながら、できるだけ現場のスタッフとコミュニケーションを取って評価するよう心がけています。目標やどう組織貢献するかを明確に打ち出すことで、スタッフも今後のビジョンが持ちやすくなります。

――看護部長としてトップマネージャーのリーダーシップを語っていただきました

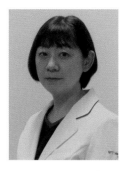

村岡 修子
（むらおか・しゅうこ）

NTT東日本関東病院　医療情報管理部門看護長
1994年NTT東日本関東病院入職。2004年明治大学文学部史学地理学科卒業。2006年医療情報技師取得。2007年〜2009年米国留学。2009年〜2014年一般社団法人医療情報システム開発センター嘱託職員（病院と兼務）。2016年国立看護大学校政策的機能看護学研究課程部（前期）修了。2017年看護長へ就任、HCU、消化器内科病棟を経て、2021年4月より現職。認定看護管理者。

が、看護師長である村岡さんが、ミドルマネージャーとしての物事の動かし方などで心がけていることがあれば教えてください。

村岡　看護師長は中間管理職ですので、上と下との板挟みで大変というイメージもありますが、私自身はこのポジションを楽しんでいます。というのも、スタッフからは意見をダイレクトに言われ経営陣からも課題を突きつけられ、たしかに板挟みとなりますが、じゃあどうすれば結果を出せるかを考え、それを実現する面白さがあります。課題を改善するためには、病床稼働率であれば何％上がった、有害事象や身体拘束がこれだけ減ったなどの結果を、自部署と他部署の数字を比較して示すことでスタッフのモチベーションを高めることを心がけていました。具体的な数字で結果を示してモチベーションを高め、それをまた成果につなげるという繰り返しにより、私自身もスタッフも以前よりもよくなったという明確な実感を持つことができました。

　また、自部署だけでなく、看護師長には上と下、あるいは他部署とのハブの役割があると考えています。その共通言語として数字やデータを使うようにしています。もちろん、数字では説明できないナラティブな部分も大切にしていますが、物事を伝える際は数字を示して根拠をもって説明することを重要視しています。病院は多職種の集まりです。看護師ならばすぐに理解や共感してくれることでも、ほかの職種はわからないかもしれません。そうした場合、数字が持つ説得力が力を発揮します。日々のマネジメントを行ううえでも、データはさまざまな場面で活用できます。また、データや数字を根拠としてもつことで、自身がぶれないという効果もあります。

福田　村岡さんのおっしゃるように、部署ごとのデータを比較して、いい意味で競争意識を持ってもらうのは、データの効果的な活用法の1つです。数字には変化がはっきり現れるので、よい刺激になります。

　退院支援を行ううえで退院調整のカンファレンスが重要になります。これまで年間2千件弱であった退院支援カンファレンスを増やすため、業務改善を行い、数値目標を掲げました。毎月数字を示していくことで、1年間で倍の4千件に増やしたことがありました。成果が目に見えると、スタッフ自らが意見を出してくれたり、工夫してくれたりするようになって、数字がもつ力を実感しました。

宇都　特にデータで定量的な比較をされると、なんの申し開きもできないですよね。当院は、有料個室の利用率が低く、また、利用しているのに差額ベッド代を徴収できていない割合が高かったのですが、これを改善するため、福田さんたちがデータを集計して、毎月の師長会で平均以下だった病棟を赤く塗って発表するということをしてくれました。これで、だいぶ改善されましたよね。

福田　以前は60％台だったのが、最近は90％台となっています。

宇都　以前に比べると、本当にすごい変化だと思います。

福田　病院長の表彰というインセンティブがあったのも大きいと思います。がんばった結果を、組織として認めることも大切ですね。

データを活用できる管理者になるために

——データを活用できるようになりたいという看護管理者は多いと思いますが、学ぶべきことも多くあります。どこから手をつければよいか迷っている方にアドバイスをお願いします。

宇都　私が医療情報学の世界に入ることになったのは、まだ一般家庭どころか職場にもコンピュータの珍しかった時代に、ある日、看護部長が一スタッフだった私を呼び出し、「あなたは明日から医療情報室を兼務しなさい」と言われたことがきっかけです。看護師はだいたい5年目ぐらいにプラトーに達して、伸び悩むことが多いのですが、医療情報室兼務になったのがちょうどそのぐらいで、これから何を学べばいいのか悩んでいたところに、0か1、黒か白かのどちらかというはっきりした世界に飛び込むことになって、肌に合っていたのか、以来、門前の小僧よろしくさまざまなことを吸収していきました。

　振り返ると、若くして医療情報担当になってよかったと感じるのが、先に村岡さんがおっしゃったように部分最適と全体最適という考え方を身につけられたことです。言葉としては知っていても、現実的に適用できていない人が多いように感じています。システムを考えるうえでは、病院全体を俯瞰する必要があります。一部分のメリットだけを見てしまっては、どこかで利害が衝突してしまうのでシステムとしてはうまくいきません。病院という組織全体を見渡す立場を経験することで、特にマネジメントにかかわる人は発展的に自分を磨いていけるようになると思います。

村岡　宇都さんのお話を伺って共感する部分が多々ありました（笑）。私も入職して5年目ぐらいに電子カルテを導入するためのプロジェクトチーム的なグループに招集されたのですが、まったく勝手の違う内容に何にもできなくて非常につらい経験をしました。振り返ると、あそこが私のターニングポイントの1つだったと感じます。いろいろな経験をさせてもらい、すごく変わったと思います。納得してもらう

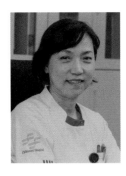

吉永 富美
（よしなが・ふみ）

社会医療法人近森会 近森病院 看護部長

高知県立看護学園卒業後、高知県立子鹿園、高知県立安芸総合病院での勤務を経て、1987
年より社会医療法人近森会　近森病院に入職する。1992年より看護師長として、主に循環
器病棟等で勤務し、病棟管理を行いながら、クリニカルパス委員会や看護システム委員を
務め、電子カルテ導入に携わった。2013年から看護部長として看護部の管理・運営に携
わっている。

ための説明手法や、新しい仕組みを導入するために、人と物とお金、そして情報を
どう使っていくか——学んだことをさらに深めたくて看護ではない学部の4年生大
学に編入して、卒業後は海外から日本を見てみようとアメリカに留学し、帰ってき
てからも学んだことを形にしようと大学院に通ったりして今に至るという感じで
す。大学編入や留学が必須とは言いませんが、自分の部署だけでなく、自部署を含
めた組織というものを概観してみることは大切だと思います。

——そうした思考法や姿勢の大切さがある一方で、データを活用するためには分析
手法やフレームワークを用いることが必要となる場面もあります。こうした知識を
身につけることは必須条件なのでしょうか。

福田　私もそうしたところは苦手な方なので大きなことは言えませんが、組織での
階梯が上がるにつれて組織横断的なポジションに配置され、必要だと感じる場面は
増えました。管理者は、データを分析・活用して説明したり説得する必要もあるの
で学ぶ必要性は高いと考えています。私自身も、さらに学ぶため医療システム情報
学の博士課程に在籍しています。

村岡　どこまで学ぶべきかの線引きは難しいですが、私自身も他の管理者と話すな
かで、相手の言いたいことがなかなか理解できずにもどかしい思いをすることがあ
ります。相手は豊富な経験と実践での知恵をもって、私に話しかけているのに、そ
れを共有するのに時間がかかってしまう。分析手法やフレームワークを使えば、自
分の頭にあるものを言語化し、図示して他者と共有しやすくなると思います。上司
にも部下にも、同僚に説明する際にも活用できるので、多くの手法を学び活用でき
るほうが有利だと思います。

宇都　近年、概念化という言葉を看護の領域でもよく聞きますが、概念化が苦手な
のも同じ理由かもしれませんね。だからこそ、データを共通言語として使ってほし
いと思います。

吉永　私もまさに言語化が苦手なタイプなので耳が痛いお話です（笑）。もちろん自
分で学んで身につけるのが理想的ですが、ただでさえ多忙な看護師ですから、勉強
する時間を捻出するのが難しい現実もあります。そうした方へのアドバイスとし
て、必ずしもすべて自分で行う必要はないことを伝えたいと思います。

　病院での会議で提案をしたところ、根拠を問われて答えられないことがあったん

です。その会議の後、管理部の方が「こんなデータがあれば役に立つんじゃないですか」と整理したデータを提供してくれて、こうしたデータがほしいと伝えるだけでもいいんだと安心したことがありました。しかるべきデータをもっている部署に依頼するという手段もあることを知っておくと、少し気が楽になるのではないでしょうか。ただし、何のために・どのようなデータを必要としているのかは言語化する必要はあります。認定看護管理者研修では現状分析の手法を学ぶので、そこで学んだことを現場でどう展開するか試行錯誤してみることで、ある程度必要な知識は身につくと思います。

宇都 応援してくれる方がいたのは吉永さんのお人柄もあるかもしれないですね。先にもリーダーシップや人柄の話が出ましたが、究極のリーダーシップは「この人のために何かしてあげたい」と思わせる人柄かもしれないですね。強力なリーダーシップで改革を実行する方もいますが、牽引する人がいなくなると頓挫してしまうこともよくあります。とはいえ、人格を磨くのは簡単ではありませんので、実践的なアドバイスをすると、まず最初にすべきは、院内のどこに・どのようなデータがあるかを把握することです。そして次に、そうしたデータをもらえるようになるために、事務部門や医療情報部があればそこのスタッフと関係を作っておくことです。わざわざ手間のかかるタイムスタディ調査なんかをしなくても、すでに必要なデータがあるかもしれません。どこに行けば、どういうデータを誰からもらえるか——まずはこの把握に努めて欲しいと思います。

村岡 もう1つ付け加えると、そのデータを使う目的を明確にしておくことも大切です。提供する側からすると、目的によってお渡しするデータも異なりますし、もっと、他のデータを使って目的を示すなどのアドバイスもできるかもしれません。

吉永 たしかになんのためにデータを集めているのかよくわからないケースもありますね。スタッフを見ていると、電子カルテからデータを集めていたりしますが、どうも目的がよくわからない場合があります。

福田 「こんなデータが欲しい」との要望はよくありますが、「こういう目的に使うためこうしたデータが欲しい」という問い合わせは少ないですね。村岡さんがおっしゃるように、目的をはっきりさせておかないと、データを集めても無駄になってしまうこともあります。

宇都 最近は、データを活用しようという意識が高まっているように感じますので、データを収集したい気持ちはわかりますが、そこから、もう一歩進んで欲しいところです。現場には、魅力的なデータがたくさんあります。それらを現場にフィードバックできれば、業務環境は大いに変わる可能性があります。読者の方々には、ぜひデータを活用する術を身につけ、新しい世界を開いてほしいと思います。

第 5 章

看護部・病棟運営の課題を
解決する

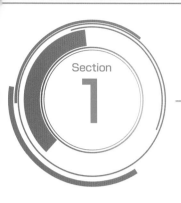

看護部・病棟全体の課題

①経営状況を把握したい

なぜ「原価計算」が必要なのか

　医療機関は非営利企業であり、利益追求を目的とはしませんが、利益を上げなければ組織を維持することができません。地域において、医療機関を開設し、ひとたび医療サービスを提供し始めたら、ゴーイング・コンサーン（Going Concern：企業活動が無期限に続くと仮定されることを意味する）が求められます[1]。そのために「経営」という視点が必要になります。よりよい医療を提供するために、優秀な人材を確保・育成し、最新の治療を提供できる医療機器や検査装置を整備し、良好な療養環境を維持していく必要があります。病院の収益は、基本的に医業によるものであり、自己収益の確保と増収計画、費用の抑制と合理化の推進が求められます。原価計算は、病院のどこでどのような収益と費用（コスト）が発生しているかという実態を把握するためのものであり、具体的に何をどのように改善すればよいかという情報を知るためのツールと言えます。

病院経営における2つの会計

　病院全体の財務・会計方法には、外部に対する説明のための病院会計基準等による財務会計（Financial Accounting）と、病院運営改善を目的とした管理会計（Management Accounting）の2つが存在します[2]。財務会計は、①貸借対照表、②損益計算書、③キャッシュフロー計算書の財務三表が中心となります。看護管理者として、自施設の財務や経営活動状況の健全性を把握するために、少なくともこの3表については、読み取ることができるようになりましょう。

◎①貸借対照表

　貸借対照表は、ある一時点での企業（病院）の財政状況を表しており、資産の規模や額、借金額を知ることができます。表1-1-1に簡略化した貸借対照表を示します。左側の資産の部門を「借方」、右側の負債の部と純資産の部（資本）を合わせたものを「貸方」と呼び、借方と貸方の合計は必ず等しくなるので、バランスシートと呼ばれ、財務の健全性を見ます。

◎②損益計算書

　損益計算書は、その会計期間（1年間）に実施した経営活動を通じて獲得した収益とそれに要した費用、さらにその差額である損益をまとめた表です。簡略化した損益計算書（表1-1-2）からは、医業損益（医業収益7,020百万円－医業費用8,215百万円）が約▲12億円であり、医業収支率（医業収益／医業費用）が約85%と、100円の費用を使って85円しか収益がないという状況であることがわかります。

表1-1-1 貸借対照表（例）

貸借対照表（令和2年度）			
			（単位：百万円）
資産	**33,049**	**負債**	**569**
固定資産	29,400	固定負債	0
流動資産	**3,649**	**流動負債**	**569**
		資本	36,715
		自己資本金	10,095
		借入資本金	26,620
		剰余金	**▲ 3,740**
控除対象外消費税額	495		
	33,544		33,544

表1-1-2 損益計算書（例）

科　目	金　額（単位：百万円）		
Ⅰ　医業収益			
1.　入院収益		XXX	
2.　室料差額収益		XXX	
3.　外来診療収益		XXX	
合計		XXX	7,020
Ⅱ　医業費用			
1.　材料費	XXX		
2.　給与費	XXX		
3.　減価償却費	XXX		
	XXX	8,215	
Ⅲ　医業外利益			
1.　受取利息及び配当金	XXX		
2.　運営費補助金収益	XXX		
	XXX	XXX	
Ⅳ　医業外費用			
1.　支払利息	XXX		
2.　医業外貸倒損失	XXX		
	XXX	XXX	
Ⅴ　臨時収益			
1.　固定資産売却益	XXX		
	XXX	XXX	
Ⅵ　臨時費用			
1.　固定資産売却損	XXX		
	XXX	XXX	
税引前当期純利益（又は税引前当期純損失）			XXX
法人税　住民税及び事業税負担額			XXX
当期純利益（又は当期純損失）			XXX

◎③キャッシュフロー計算書

　キャッシュフロー計算書は資金の状況を明らかにしているもので、現金の額とその増減を知ることができます。キャッシュフローを見ることによって、資金不足になっていないか、的確に把握することができます。企業においては、黒字倒産と呼ばれる「売上債権の回収が遅れて、過去の借入金を返済できない」というケースがあります。病院も似たようなケースとして、保留レセプトと呼ばれる「診療した結果としてのレセプトを審査支払機関に提出できず、院内に留まっている」という状態があります。診療稼働額はその月の売上になりますが、実際に病院にお金が入ってくる時期とは時間差が少なくても2ヵ月以上あることをご存じでしょうか。

病院における管理会計

　病院の医業収入は診療報酬という公定価格によって決められています。実績があるから、特徴ある診療を提供しているからというような理由で、勝手に診療報酬点数を変えることはできません。また、対象が患者であるため、しゃにむに診療件数を増やすこともできません。したがって、もともと診療報酬点数が低く設定されている診療を行っている診療科と、高い技術料を設定されているような診療技術を駆使する診療科の収益を比較すること自体、何の意味もありません。

　さらに、病院で収益を得る直接生産部門としての診療科と、それを支える間接生産部門である診療部門や看護部門、事務部門の間のお金の流れは、通常の企業のそれとは異なっています。すなわち、企業では営業が顧客を獲得し、製造部門がそれに応じて製品を作ったり、サービスを提供したりします。それぞれの部門が売上目標や製造目標を設定でき、達成のための資金調達や人員の確保のための予算を組み、結果として決算を行っていきます。

　一方、病院においては直接生産部門である診療科は入外の患者数、手術件数、平均在院日数短縮、病床稼働率等の売上目標の設定が可能ですが、間接生産部門は診療科の活動実績に左右されるため、独自の売上目標の設定はできません。そこで、筆者の所属する鹿児島大学病院では直接生産部門と間接生産部門のヒト、モノ、カネの流れをできるだけ平易に見せられる医業収支表作成を実現するための管理会計システムを構築しました（図1-1-1）。

直接生産部門と間接生産部門

　2015（平成27）年度より、従来の診療報酬稼働額と医療材料費（変動経費）の比率（医療費率）を指標とする収入管理から、人件費などの固定費も含めた医業収支率による評価へと移行しました[3]。その際に、直接生産部門（診療科）と間接生産部門（看護部などの部門）間の業務委託という関係性や、間接生産部門の評価の指標について検討しました。

　人件費については、給与、超過勤務手当、各種手当等、実際に支払われた金額を用いることにしました。間接生産部門の人件費は、直接生産部門から業務委託を受けるという関係性であるため、ポリシーを細かく策定しました。診療科全体に関わっている看護部については、病棟勤務の看護師の総人件費を、各診療科の延べ入院患者数の比率で、各診療科に配賦しました。外来勤務の看護師

図1-1-1 鹿児島大学病院の管理会計システム

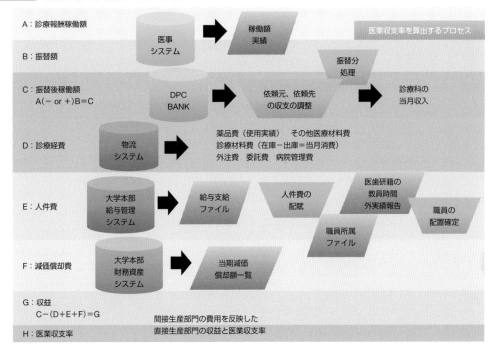

については、診療科配置の看護師の人件費は当該科へ、中央採血室や化学療法室等、中央化されている部署へ配置された看護師については、利用実績に応じて各診療科へ配賦しました。看護部以外の診療部門の人件費は、事務部門も含めて、それぞれの部門が診療科に対して、どれ位貢献しているか、データに基づいて比率を算出したり、患者数、延べ入院患者数、レセプト枚数を用いるなどして配賦しました。

　一方、費用面については、医薬品・診療材料等経費（消費税込み）は、患者に直課できる材料はそのまま診療科に配賦し、できない材料については診療科・部門から合意を得られた按分ルールで配賦しました。その他、診療関係委託費や診療関係設備等賃貸借経費等については、患者数やレセプト枚数、面積等に応じて配賦しました。

　費用（コスト）面だけでなく、収益についても実際の診療に携わった診療科に付け替えるということを行いました。例えば、麻酔科の全身麻酔料や放射線部の読影料等については、それぞれに要した費用とともに、各診療科の稼働額から麻酔科や放射線科に付け替えました（図1-1-2）。当院で医業収支表が経営改善の指標として受け入れられた要因は、収益と費用をより実情に近い形で反映させたからと言えます。

直接・間接生産部門の間のヒト、モノ、カネの見える化によって見えてきたもの

　医業収支で評価するようになった結果、医療費率で褒められていた診療科が赤字になり、責められていた診療科が黒字に転じるという劇的な変化が起こりました。薬や材料をあまり用いず、検査

をあまり行わない診療科は収益も大きくないが、費用も少ないために医療費率が低くなります。逆に、高額な薬剤や材料を用いて、侵襲性の高い手術や治療を行う診療科は、医療費率が高くなり、医療費率を下げる努力が求められます。これが度を越してしまうと、診療のアクテビティを下げることにもつながります。

図1-1-2　医療費率から医業収支率へ

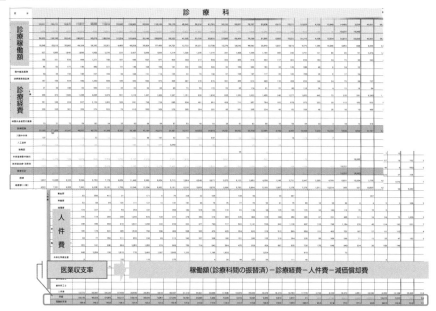

人件費や減価償却費など固定費を見える化したことで、一人看護師を増やせば、一人薬剤師を増やせば、各診療科の医業収支にどのような影響がでるのか、という視点で各診療科・部門が考えられるようになりました。また、設備投資についても、それによる増収がいくら期待でき、何年で償却できるという緻密な計画を各診療科が行うようになりました。

上述したように、診療報酬点数は公定価格であり、収益性の低い診療を行わないということは許されません。したがって、診療科間の収益や費用を比較評価するのではなく、医業収支を知ることによって、自科や自部門の改善の余地を見つけ、更なる発展の機会を見逃さないためのツールとして活用することが、最終的な目的と言えます。

📖 引用・参考文献
1) 日本公認会計士協会「会計監査用語解説集」：継続企業の前提（ゴーイング・コンサーン）
〈https://jicpa.or.jp/cpainfo/introduction/keyword/post-10.html〉（閲覧日2021年9月12日）
2) 井部俊子監, 金井Pak雅子編. 看護管理学習テキスト　第3版　第5巻　経営資源管理論2021年版. 日本看護協会出版会, 2021, 304.
3) 宇都由美子, 岩穴口孝他. 病院の内部の生産性を評価し組織運営上の意思決定に役立つ管理会計の導入. 平成27年度　大学病院情報マネジメント部門連絡会議論文集. 301—304.

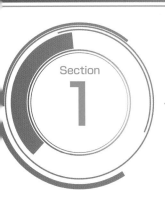

看護部・病棟全体の課題

②看護の生産性を向上したい

生産性向上の取り組み

少子高齢化、医療の複雑化・高度化などを背景に病院経営が厳しさを増すなか、生産性向上は病院だけでなく、看護部としても考えなければならないことと言えるでしょう。

では、生産性の向上とはなんでしょうか？　生産性向上とは、保有する資源を最大限に有効活用し、小さな投資で大きな成果を生み出すことを意味します。「投入した経営資源（インプット）によって、どの程度の成果・価値（アウトプット）を生み出せたか」です。下記のように表すことができます。

生産性＝アウトプット÷インプット

◎業務の可視化

生産性を考えようとするうえで、業務の可視化は欠かせません。業務フロー、コスト、スタッフのスキルやポテンシャル、実践しているケアの質と量などを可視化することで、インプットの種類と量、インプットに対するアウトプットの量も明らかとなり、ムダな部分やボトルネック、不足しているスキルや人数など、生産性向上への課題も明確になってきます。「生産性向上」のPDCAサイクルを回すためにも、業務の可視化は重要です。

◎コア業務と周辺（ノンコア）業務の整理とチーム医療

業務を可視化した結果、周辺業務が肥大化していて、本来注力すべきコア業務にリソース（資源）を振り分けられていない実態が判明することもあります。看護のコア業務を明確にし、周辺業務を看護補助者や他職種にタスク・シフトすることによってスタッフの負担を軽減できれば、アウトカムを直接生み出すコア業務への集中を促すことになります。一方でコア業務に絞り込むことで、足りない機能が出てきます。そこで、チーム医療が必要になってきます。専門性の高い多職種との協働により、より質の高い医療が展開でき、患者中心の医療の展開が望めます（図 1-2-1）。

しかし、専門性を追求するあまり目標を見失い、共働でなく分業になってしまう場合もあります。看護はチーム医療のキーパーソンとして、情報を整理してコーディネーターの役割を果たすことが重要です。

◎人員配置と人材育成

スタッフについての可視化も重要です。スキルやパフォーマンス、将来的なビジョン、ワーク・

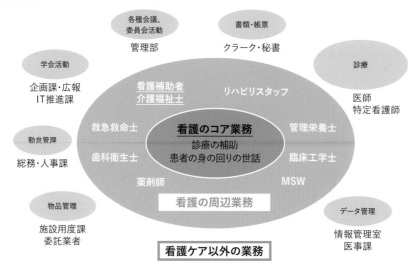

図1-2-1 看護のコア業務への絞り込み

各種会議、
委員会活動
管理部

書類・帳票
クラーク・秘書

学会活動
企画課・広報
IT推進課

看護補助者
介護福祉士

リハビリスタッフ

診療
医師
特定看護師

救急救命士

看護のコア業務
診療の補助
患者の身の回りの世話

管理栄養士

勤怠管理
総務・人事課

歯科衛生士

臨床工学士

薬剤師

MSW

看護の周辺業務

物品管理
施設用度課
委託業者

データ管理
情報管理室
医事課

看護ケア以外の業務

ライフ・バランス、周囲との人間関係など、さまざまな要素を可視化することで、生産性を最大限発揮してくれるような人材の配置・配属が可能となります。

スタッフ個々のスキルアップは作業の精度や効率を向上させ、「生産性向上」へとつながります。将来的に必要となる人材の計画的な育成も実現できれば、中長期的な視点での生産性向上も図れることになります。教育を通じて個々のスタッフが生産性を強く意識しながら働くようになれば、全体としての生産性向上もスムーズに進みます。

また、スタッフの配置は、診療報酬の入院基本料や特定管理料等に直接影響し、看護人員の適正配置は生産性向上を考えるうえで最重要事項です。

◎スタッフのモチベーション維持・向上

エンゲージメントやモチベーションが高いスタッフは、生き生きと働き、大きなアウトプットをもたらしてくれます。逆にそれらが低いとミスが増え、効率は落ち、生産性も下がります。

エンゲージメントやモチベーションを高めることで、優秀な人材の外部流出と、それにともなう生産性の大幅な低下を防止することも可能です。適切な人材配置と人材育成、働き方改革の推進、労働環境の改善、メンタルヘルスケア、提案制度など、各種の施策でエンゲージメントおよびモチベーションの維持・向上に取り組む必要があります。

◎ICT の導入

デジタルツールの活用、モバイル端末の導入、ペーパーレス化など、各種テクノロジーの導入はスタッフの負担を軽減し、作業効率を上げ、生産性向上の効果を発揮します。看護管理者であれば情報に対してアンテナを張っておきたい分野です。

看護の生産性向上を上げる当院の取り組み

　2年に一度の診療報酬改定が行われるなか、どうやって生産性を上げ、収益を確保していくかは看護管理者の使命です。入院診療においては、入院基本料、特定入院料、指導管理料等は、看護師が配置されることによって算定が可能となるため、人員配置や病床の管理が病院の経営に大きく影響します。

　筆者の所属する近森病院では一般病棟入院基本料を算定し、入院稼働額の37%を占めており、特定管理料を併せると入院稼働額の50%になります。各指導料などの看護における診療報酬の加算はケアの質の向上には大きく影響しますが、入院稼働額の0.2%にしかすぎず、直接の収入としてはごくわずかにすぎません。すなわち、看護の労働生産性を向上させるには、病床管理をいかに効率的に行うかが鍵になっています。

◉看護師による病床管理

　病床稼働率よりも重症度、医療・看護必要度やDPCを考慮した病床管理は、看護師が行うことでよりタイムリーにスムーズに行うことができます。

　急性期の重症度の高い患者はICUや救命救急病棟などの集中治療病棟の高規格ベッドで受け入れ、落ち着けば早い段階で一般病棟に転棟します。患者の状態に加え、集中治療部の入室基準、各入院料の施設基準、DPCのステージ、重症度、医療・看護必要度などを考慮した複雑な病床管理は看護のマネジメント力が求められます。早くよくなって、早く日常生活に帰っていただく。平均在院日数は短縮され、病床稼働率は低下しますが、救急受け入れのベッドを確保でき、重症度の高い、いわゆる加算の高い患者が増え、収益が上がります。図1-2-2、1-2-3は稼働率や重症度、医療看護必要度をタイムリーに可視化した画面です。このような場面でデータは大きな力を発揮します。

　図1-2-4は、ICUの入室患者一覧ですが、病名や年齢のほか、入室基準、重症度、医療・看護必要度、DPCのステージ、病室希望等を表示しています。紙面ではわかりにくいですが、患者名の背景色で区別されており、薄いグレーは入室基準、重症度、医療・看護必要度を充たし加算を算定している患者、ドット柄は、ICUでは加算を算定できないがHCUでは加算が算定できる患者です。HCUが空いたら、速やかにHCUに転棟します。濃いグレーは、ICUでもHCUでも加算が算定できないため、速やかに一般病棟へ転棟します。

　図1-2-5の一般病院患者棟一覧には、DPCステージのほか、残日数、要介護認定を患者プロファイルから連動させています。

◉地域包括ケア病棟の活用

　当院では、急性期機能維持のために、重症度、医療・看護必要度の安定化を図る目的で地域包括ケア病棟を開設しました。

図1-2-2 稼働率を示した集中治療部の病床管理の画面（院内ポータルサイボウズ画面：ケアコム作成）

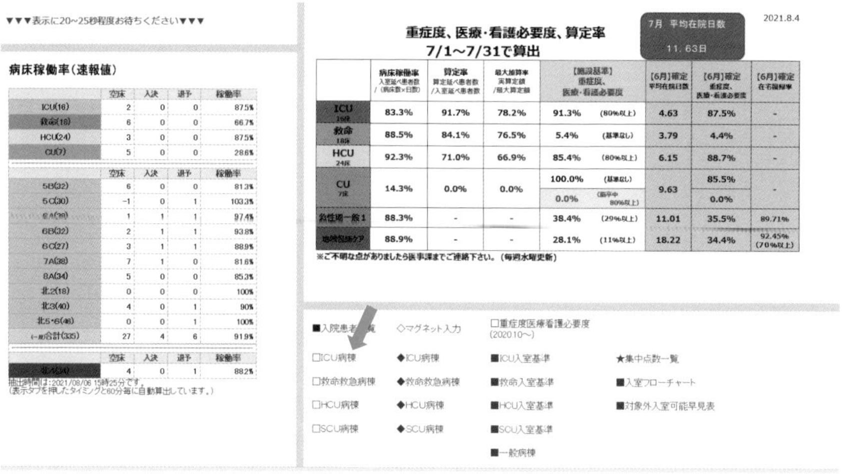

2017年11月から地域包括ケア病棟34床を開設し、現在地域包括ケア病棟入院料2を算定しています。ポストアキュート、サブアキュート、在宅復帰支援の役割のなか、急性期からの転棟であるポストアキュートがほとんどを占め、1割減算になっています。しかし、急性期からの患者を早くに受け入れ、早期から在宅支援を行うことで在宅復帰率は90％以上で、重症度も安定しました。病床稼働率は下がりましたが、空いたベッドに新しい患者を受けいれることができるため、急性期ではベッド単価が上がりました。また、日々の繁雑な業務のしわよせで不十分だった退院支援に力を入れることができ、患者・家族だけでなく、地域包括ケア病棟のスタッフの満足度も上がりました。

◎クリニカルパスの活用

クリニカルパスは単なる工程表ではなく、ケアの標準化や質を保つために大変効果的なツールです。治療計画が可視化され、医師や看護師、医療スタッフの役割が明確になり、責任や目標が明確になります。バリアンスチェックを行い、分析・修正を繰り返すことでより最適な医療を標準化していきます。

◎適切な人員配置、リソースナースの活用

看護における生産性という概念は、看護ケアの有効性や効率性を含むものです。ここでの有効性とはケアの質と適切さなどを意味しており、効率性とは極力、資源の無駄をなくしつつ、患者の満足度などのアウトプットを生み出すこととされています[1]。

人員配置基準を充たすのは必須ですが、スタッフの特性を生かした配置は有用性において大変効果的です。院内外において組織横断的に活動し、専門ケアチームで中心的役割を果たす看護師（リソースナース）や、専門看護師や認定看護師、糖尿病や心不全の療養指導士または特定行為研修修了者の活用はケアの質を向上させ、看護の生産性向上につながります。

図1-2-3　重症度、医療・看護必要度Ⅱ、平均在院日数の推移を可視化したグラフ

◆目標　重傷度Ⅱ：32％以上 ／ 平均在院日数：11日以内 ／ 稼働率：90％以上

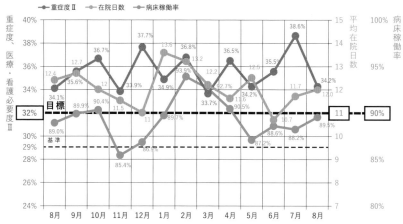

図1-2-4　ICUの入室患者一覧（ケアコム作成）

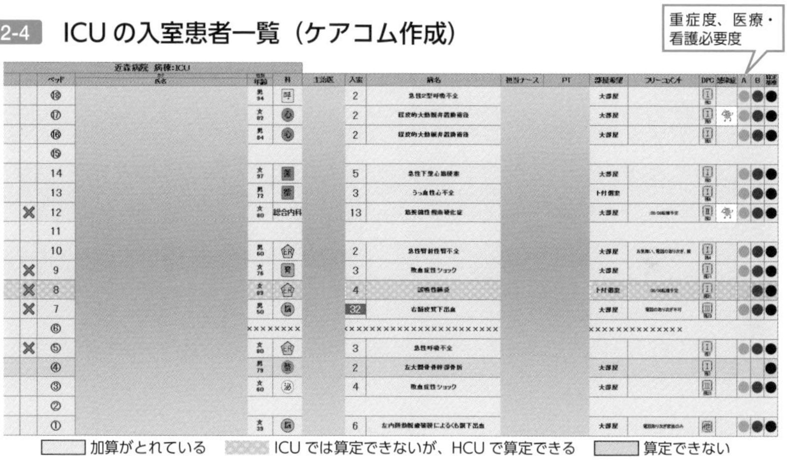

重症度、医療・看護必要度

□ 加算がとれている　▨ ICUでは算定できないが、HCUで算定できる　□ 算定できない

図1-2-5　一般病棟の入院患者一覧

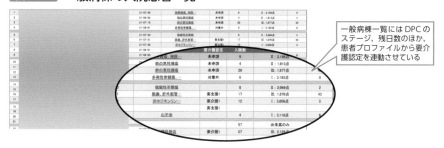

一般病棟一覧にはDPCのステージ、残日数のほか、患者プロファイルから要介護認定を連動させている

📖 引用・参考文献 ………………………………………………………………………………………

1) 角田由佳. 看護サービスの経済・政策論　看護師の働き方を経済学から読み解く　第2版. 医学書院, 2020, 232.
2) 角田由佳. 看護の生産性と看護師の生産性, 看護管理, 29（4）, 2019, 370-374.
3) 井部俊子監. 看護管理学習テキスト3　看護マネジメント論. 日本看護協会出版会, 2010. 207.
4) 石井富美. 病院部門別管理・運営の実践　経営企画部門のマネジメント. 日本医療企画, 2014. 136.

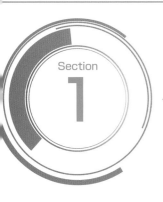

看護部・病棟全体の課題

③根拠のある予算請求をしたい

看護活動に必要な予算を獲得するための戦略

　看護活動を行ううえでは、さまざまな「ヒト、モノ」が必要になります。例えば、看護ケアを実践するためには、看護用具が必要です。看護ケアを実践するために必要な用具・機器類なども「コスト」として位置づけられます。

　皆さんが普段実践している看護ケアは何種類程度あり、1つの看護ケアを完結させるためには、何種類の看護用具や機器を使用しているか把握しているでしょうか。多くの施設では、「看護手順」を作成し、必要な看護用具もそのなかに示されている場合があります。しかし、記載されていない用具も存在しています。また、直接看護ケアには使用しなくても、看護師が勤務するうえで必要不可欠な物品も存在しています。

　身の回りを見渡した時に、日ごろ使用している看護用具等はどのようにして調達し、どんなタイミングでメンテナンスを行うか検討することは物品管理や財務管理上重要な点と言えます。

　参考として、表1-3-1に使用場所・設置場所をベッドサイドとそれ以外に分けて、使用する用具や機器の具体例を挙げました。実際は、まだまだ多くの用具や機器があると思います。

　看護管理者であれば、上記に記載した内容について、自分の部署では「いつ」「何個」「どのくらいの値段」で購入したかといったことを把握する必要があるでしょう。多くの用具や機器は、「耐用年数」が設定されていますので、耐用年数と合わせて計画的に購入していくことで、購入コストを抑制し、用具や機器の見直しを定期的に実施することが可能となります。

　また、物品数の過不足を確認するとともに、効率的に用具や機器が使用されているか、などを把握することも管理者の重要な役割です。特に、機器類は耐用年数を超えて使用することにより安全性を保障できない場合もあります。表1-3-2に一覧での用具管理の例を紹介します。

　看護部の管理部門は、安全性の確保と同時に病院の安定的な経営にも貢献する役割があります。したがって、各部署に存在している用具や機器類の購入年、耐用年数、個数を把握し、全体で必要となる予算を検討するとともに、必要に応じて用具の標準化を図ることで、予算の圧縮を図ることもできます。

表1-3-1　使用場所及び設置場所別での用具・機器類の具体例

使用場所/設置場所	用具・機器類の例
ベッドサイド	聴診器、血圧計、清拭用タオル、洗髪用具、足浴用具、配薬ボックス、ナースカート、点滴スタンド、ベッド、マットレス
ベッドサイド以外	薬剤保管庫、キャスター付きワゴン、什器類（椅子等）

Section 1

表1-3-2	用具や機器類の管理一覧例			
	購入個数	**耐用年数**	**購入年度**	**廃棄予定年度**
血圧計	○台	○年	○年度	○年度

スキルアップに必要な費用

　看護師が看護ケアの質を維持向上させていくためには、自己研鑽も必要です。研修会や学会参加、資格取得するために必要な学習費用についても、組織的に人材育成を進めていく場合には必要不可欠となります。

　施設の規模や機能、看護部や病院の方針、地域の医療ニーズにより、育成したい人数や期間も異なると思います。したがって、先を見据えて先取りの育成計画が必要になってきます。

　現在では、入院基本料の算定や各種加算を取得するうえで、必要とされる資格や経験があります。資格を有している職員数、資格の更新に必要な研修等の参加状況や実践状況を把握し、有資格者の看護師が継続的に資格更新できるような支援が必要です。また、資格取得を希望する職員への経済的支援を保障することで、切れ間なく人材育成を計画することが可能となるでしょう。これらのことが実現できると、安定的な病院経営に貢献することができるだけでなく、看護の質の維持・向上を図ることができます。

　しかし、病院の経営部門は、こうした育成にかける費用を、「人件費」として余計なコストととらえる場合もあり得ます。したがって、人材育成の必要性と費用対効果について、上記のような理由を根拠に理解を得るとともに、具体的な育成費用を算出し提示しましょう。スタッフのスキルアップにかかる予算の請求では、人材育成計画を可視化し情報を共有することが重要です。

*

　物品にかかる予算、人材育成にかかる予算のどちらにしろ、経営陣に認めてもらうには説得力のある根拠が必要です。そのためには、図1-3-1のように、現状の課題、解決の方策、そのために必要な費用などを明確にして、戦略をもって交渉に臨むことが大切です。

図 1-3-1 看護部に必要な予算を獲得するまでの戦略図

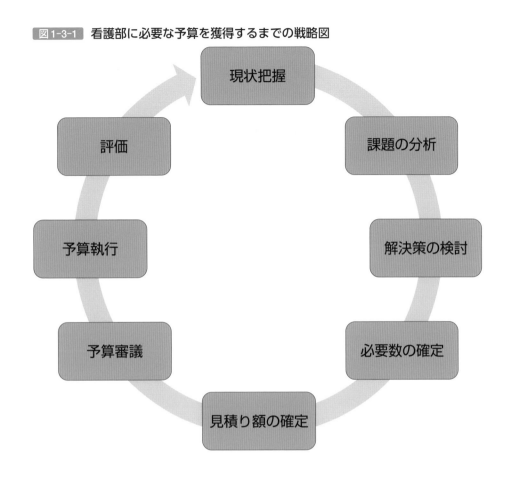

📖 引用・参考文献 ··

1) 井部俊子監，金井 Pak 雅子編．看護管理学習テキスト第 3 版　第 5 巻　経営資源管理論　2019 年版．日本看護協会出版会，2019，126—135．
2) 吉田千文，志田京子，手島恵他編．ナーシンググラフィカ　看護の統合と実践①　看護管理．メディカ出版，2018，99—103．

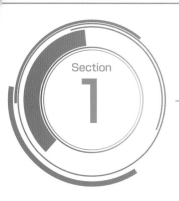

看護部・病棟全体の課題

④看護師のタスク・シェア／タスク・シフトを実現したい

日本の医療における看護の位置づけとは？

　日本は、出生率の低下や平均寿命の伸長などを背景に超高齢多死社会へ突入し、諸外国と比較しても高齢化が加速しています。特に団塊の世代が75歳以上となる2025年までは高齢化率が上昇し続けることが予想され、医療や看護サービスを必要とする高齢者の、ますますの増加が予測されています。

　2006年度の診療報酬改定以降、看護師の配置人数は引き上げられ、これまでの雇用人数ではなく、実際に配置される人数へと変更されました。しかし、看護職の配置人数を多くした基準が設定されても、雇用の視点で見ると、やはり看護師の雇用人数が配置基準によって決まることに変わりはありません。本来であれば、どの程度の仕事に対して何人の看護師が必要であるかを配置根拠とするべきと考えますが、現時点では、看護配置の適切性がどこにあるのかが不明瞭です。その要因の1つとして、入院基本料等では看護師がどのような業務を行うべきか規定されておらず、現在の診療報酬制度のなかでは看護師がどのような業務を行っていても、雇用側（病院）へ診療報酬が入ってくる形となっていることが挙げられます。

◎看護師が周辺業務を行う方が利益につながる

　実際に、角田（2007）が周辺業務を看護師に任せる経営的メリットを試算していますが、「周辺業務を担当する者として他の職員を雇用すれば、賃金を含めた人件費がそのままかかってくる一方、看護職員を配置した場合、その人件費が極めて安くなる」と述べています[1]。さらに、「周辺業務にかかる看護師の人件費が1日8時間で4,322円に抑えられるということは、時給550円の労働者が8時間労働するよりも安い」との検証結果を述べています。このことから、看護師でなくてもできる業務のためだけに診療報酬点数のつかない労働者を雇うよりも、たとえ人件費が高くなっても、診療報酬点数がつく看護師を雇って任せた方が利益につながるため、多くの看護師が、看護師でなくてもできる周辺業務を行うような雇用となっていると考えられます。その結果、本来の業務であるベッドサイドで行うケアや患者・家族教育が十分に実施できないなど、看護サービスの質の低下を危惧しなければならない事態となっているのです。

　ところで、諸外国と比較すると、日本は相対的に病床施設や医療機器等の資本が潤沢なのに対して、医師や看護師等の「労働」投入が手薄であることから、資本集約的かつ労働節約的であるとも言われています。OECD（経済協力開発機構）が2014年に出した主要な労働投入状況の国際比較[2]を見ると、病床当たりでみた看護師数は極めて手薄な状況ですが、これを人口あたりにするとアメ

表1-4-1 医療労働投入の状況の国際比較

国名	病床100床当たりの看護師数	人口1000人当たりの看護師数
日本	78.4	10.5
カナダ	348.1	9.4
フランス	144.4	9.1
ドイツ	137.8	11.3
イタリア	188.2	6.4
イギリス	303.7	8.2
アメリカ	358.1	11.1

出典：OECD　Health Statistics 2014

表1-4-2 看護師が実施している周辺業務の割合

業務内容	1999年	2003年
配膳	88.4%	84.9%
残食チェック	67.3%	66.9%
薬剤の分包（内服薬を1回分セットする）	57.5%	58.5%
点滴注射薬のミキシング	93.4%	92.4%
与薬	（調査なし）	94.7%
病棟配置薬剤の在庫管理	74.3%	75.3%
薬剤の搬送	64.4%	66.8%
衛生材料の搬送	52.6%	50.1%
検体の搬送	67.9%	70.1%
ベッドメーキング	89.1%	86.0%
心電図モニタの日常的な保守点検	71.1%	67.8%

出典：1999年日本看護協会病院看護基礎調査、2003年日本看護協会病院看護実態調査

リカやカナダと大差ない状況なのです。つまり、日本は多くの病床に広く薄く人員配置を行っている状況であり、これが資本集約的な医療サービスの提供につながっていると言えます（**表1-4-1**）。

Win—Winのタスク・シェア／タスク・シフトを考える

　日本看護協会は、他職種に任せたい周辺業務11項目を抽出し、4年に一度、看護職員による実施状況を、病院看護基礎調査（2003年からは病院看護実態調査と改称）として行ってきました。1999年と2003年の調査結果を見ると、**表1-4-2**に示すように、実施している割合には大きな変化がなく、看護師が周辺業務に従事する割合が高いことや、他職種への業務委譲が進んでいないこ

とがわかります。特に薬剤業務に関する看護師の実施割合が高い現状があり、1999年の日本看護協会病院看護実態調査の結果を医療機関の設置主体別で比較したものが**表1-4-3**となります。設置主体別でばらつきがあり、それぞれの医療機関での考え方や方針があることが見て取れます。したがって、各医療機関が、それぞれの施設の内情をしっかりと把握し、他職種と、どの業務をどのようにタスク・シェア／タスク・シフトすることができるか話し合う必要があります。

　他職種とのタスク・シェア／タスク・シフトをうまく行うには、お互いが「Win-Win」であることが重要であると考えます。いきなり、「薬剤管理は薬剤師の仕事でしょう」と言われても、薬剤

表1-4-3 設置主体別でみた看護師が薬剤関連業務を行っている割合（1999年）

設置主体	薬剤の分包	点滴注射薬のミキシング	病棟配置薬剤の在庫管理
国立病院	77.5%	98.6%	94.4%
国立療養所	71.4%	94.6%	91.1%
国（文部省）	72.9%	97.9%	85.4%
国（労働福祉事業団）	77.3%	90.9%	72.7%
国（その他）	54.2%	100%	75.0%
都道府県	69.5%	98.3%	85.1%
市町村	65.4%	95.3%	74.8%
日赤	72.4%	96.6%	63.8%
済生会	69.8%	95.3%	76.7%
北海道社会事業協会	75.0%	100%	75.0%
厚生連	70.5%	83.6%	82.0%
国民健康保険団体連合会	100%	100%	100%
全国社会保険協会連合会	65.7%	88.6%	80.0%
厚生団	66.7%	100%	100%
船員保険会	100%	100%	100%
健康保険組合及びその連合会	80.0%	80.0%	90.0%
共済組合及びその連合会	88.0%	96.0%	80.0%
国民健康保険組合	100%	100%	100%
公益法人	50.8%	90.0%	70.0%
医療法人	48.9%	91.7%	70.0%
学校法人	67.7%	98.4%	80.6%
会社	54.2%	95.8%	75.0%
その他の法人	48.3%	96.6%	72.9%
個人	51.1%	92.1%	73.4%

出典：1999年日本看護協会病院看護基礎調査

師には看護師からは見えていない「薬剤管理業務」が存在するわけです。反対に、薬剤師には看護師が行っている「薬剤管理業務」がわかりません。お互いがわかりあうためには、「可視化」が必要です（図1-4-1:p96参照）。

　タスク・シェア/タスク・シフトは、他職種と行うものとは限りません。在院日数が短縮化するなかで、これまで病棟で行うのが「当たり前」であった業務が、他の部門へ移行する現状が発生し

図1-4-1 薬剤業務のワークフローと業務分担の例（A病院の薬剤投与部分を図式化）

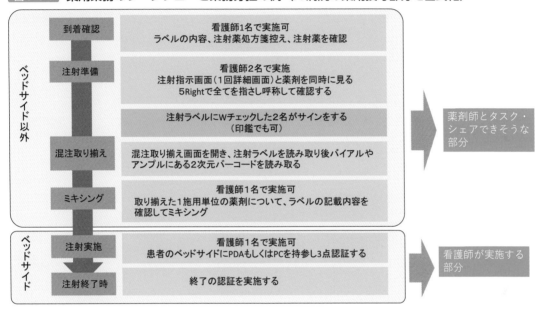

図1-4-2 業務分担の変化

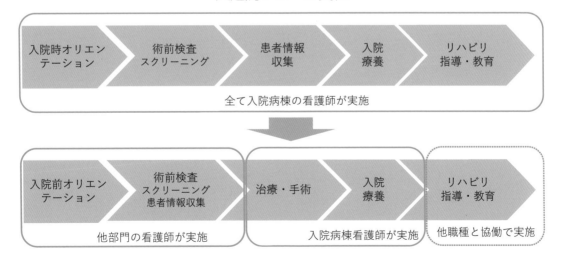

ています（図 1-4-2）。

　例えば、入院後に実施していた入院時オリエンテーションを、入院予定が決定した外来受診の際に行うようになったり、入院前から退院後の生活を見据えた介入がすでに始まっているような施設もあるでしょう。

◎看護業務の変化の洗い出しも重要

　これまでと医療提供体制が変わってきた現状に合わせて、看護師のワークフローや実施する部門も変更していく必要があります。したがって、入院から退院までの期間で実施されている看護業務を洗い出し、どのタイミングでどの部門の看護師が介入するとよりよいのかを検討するとよいでしょう。

📖 引用・参考文献 ……………………………………………………………………………………………………
　1) 角田由佳. 看護師の働き方を経済学から読み解く　看護のポリティカル・エコノミー. 医学書院.
　　 2007. 192.
　2) OECD Health Statistics 2014

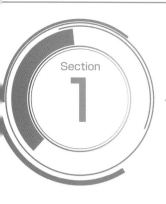

⑤院内教育を見直したい

新興感染症の流行による変化—集合教育から分散型研修・OJTへのシフト—

COVID-19の流行により、筆者の所属する鹿児島大学病院（以下、当院）でも、基礎教育や臨床現場での教育は大幅な見直しを余儀なくされました。長年のスタイルであった集合教育は密な環境を避けるために実施できなくなり、現場でのOJTを中心とした教育、少人数制、Webによる遠隔研修などへ変更されました。特に新人看護師研修は、綿密に研修計画の見直しが行われ、教育の質を落とさないように、多くの関係者が協力して研修が行われています。

一方、研修計画の見直しによるメリットもあり、少人数制の研修では、受講者の理解度に合わせ、より丁寧にゆっくりと学ぶことができるよう配慮されており、研修スタイルの変更による影響は少ないように思われます。また、臨床現場でのOJT中心の教育体制となり、これまで以上に指導者側の事前準備は必要になりますが、教育担当部門の看護師も現場に出向き、担当病棟との協力体制を整え、スムーズに実施されていました。

また、分散型研修では、研修場所の確保や時間・人数の設定、指導者の調整など、さまざまな検討事項も生じますが、短時間研修であれば就業時間内に実施可能となります。COVID-19による困難な状況をチャンスと捉え、これを機に新たな研修スタイルを試みることで、これまで以上に教育効果が上がる可能性も大いにあるのではないでしょうか。

院内教育プログラム見直しの一例

ここからは、当院のキャリアパスの1つである人材育成プログラム「地域看護コース」について、以前、筆者が取り組んだ教育内容の見直しや評価方法などを紹介します。当院では、キャリアアップの支援として多彩なキャリアを形成できるよう、ラダーⅢ取得後の看護師が自己の目標に向かってキャリア開発するための「専門・特定・認定看護師コース」「特定分野ジェネラリストコース」「教育関連コース」「地域看護コース」の4つのコースが設けられています。

前述のように、そのうちの1つである「地域看護コース」は、2013年より教育プログラムが開始されました。紙幅の都合もあり、本稿では詳細は割愛しますが、鹿児島医療人育成プランとして、地域を担う看護職の育成を目指し、地域からの派遣要請に応えることができる看護職を育成するプログラムです。

◎現状と課題

本プログラムを開始後、教育プログラムの見直しは実施されておらず、地域看護コースによる教

図1-5-1 ADDIE モデルに基づいた教育内容の見直しのプロセス

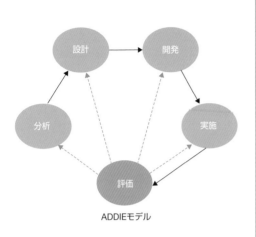

ADDIEモデル

分析	過去5年間の研修終了後アンケートの結果の分析 →教育専従看護師と共に現状分析と課題の抽出
設計	現状分析により抽出された課題に基づき、教育内容を再検討 →教育専従看護師・教育担当副看護部長と検討
開発	研修企画書を作成（教育委員会で協議・承認） →新たな内容の追加、講師の選定、時期の設定等
実施	新たな教育プログラムの実施 ・退院支援専従看護師による事例報告（回答の追加） ・グループワーク（部署の退院支援の現状・自己の課題） ・地域医療連携センター実務研修（2年目→1年目へ）
評価	退院支援実践に関する能力評価（教育プログラム改訂前後） →受講者の自己評価の比較、新たな教育内容の評価

育が受講者の退院支援実践力の獲得につながっているのか、これまで評価されていませんでした。また、受講者の約半数は退院支援ナースであり、役割上、退院支援に関する知識や実践力の向上が必要な者でした。

【用語解説】
退院支援ナース：部署の退院支援において中心的な役割を担うリンクナース

◎評価方法

　そこで、現行の教育プログラムを見直し、プログラム改訂前後の受講者の退院支援実践に関する評価を行うこととしました。なお、退院支援実践能力の評価は、坂井らの「退院支援実践に関する自己評価尺度」[1]を用いて評価を行いました。

◎教育内容の見直しのプロセス

　教育プログラムの改訂にあたっては、インストラクショナル・デザイン（ID）のADDIEモデルに基づき、分析、設計、開発、実施、評価というプロセスに従ってプログラムの内容を見直していきました（図1-5-1）。具体的には、まずは過去の地域看護コースの研修終了後アンケートの結果を振り返り、課題抽出を行いました。その結果、「医療制度や社会資源に対する理解」は到達度が低い傾向であることが明らかとなり、①受講者の退院支援に対する苦手意識に着目した教育内容の見直し、②退院支援の実践に即した研修の実施時期の検討を行い、新たな研修企画の作成に取り組みました。

教育プログラム見直し後の評価

　教育プログラム改訂前後の受講者の自己評価結果は、改訂後の評価が上昇していました。課題に

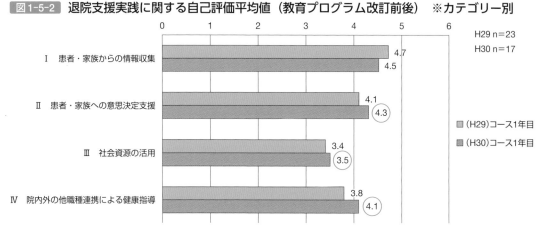

図1-5-2　退院支援実践に関する自己評価平均値（教育プログラム改訂前後）　※カテゴリー別

【評価スケール】1まったくできていない　2できていない　3あまりできていない　4少しできている　5できている　6十分できている

沿った教育プログラムの改訂により、一定の教育効果が得られたと評価しました（図1-5-2）。

学習と実践のプロセス

　成人の教育には、ただ知識を増やす学習ではなく、「自分の役割を果たすために必要である」という動機が学習のレディネスを作り出し、学習者の問題解決や自己実現につながらなければ、継続教育のニーズを満たすことにつながらないと言われています。

　また、学習を通じて開発される能力（知識、スキル、メタスキル、態度）のなかでも、態度が変容すると実践に対する取り組み方を大きく変え、成果もより質の高いものになる可能性が高いと言われています（図1-5-3）。退院支援専従看護師という役割モデルの存在、継続的な学習、その後の地域活動と評価が研修受講者にフィードバックされ、さらに管理者による承認が加わることにより、これら4つの能力を活かした実践活動につながっていくと考えます[2]。

◎院内教育を学習者のニーズに沿って見直す

　当院の院内教育プログラム見直しを例に紹介しましたが、受講者のニーズに沿った教育内容が成果につながっていました。皆様の施設でもこれまでなかなか手がつけられずに評価されていない教育プログラムがあるのではないでしょうか。看護実践能力と看護の質の向上を目指し、多くの院内教育が実施されていると思いますが、研修スタイルの変更を余儀なくされた今、あらためて見直してみてはいかがでしょうか。

図 1-5-3　学習と実践のプロセス

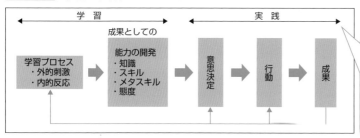

出典：福澤英弘．人材開発マネジメントブック 学習が企業を強くする．日本経済新聞出版．2009, 69.

📖 引用・参考文献 ……………………………………………………………………………………………………

1) 坂井志麻、山本則子、水野敏子．病棟看護師の退院支援実践に関する自己評価尺度の開発〜信頼性、妥当性の検討〜．日本看護科学学会学術集会講演集３２回．2012, 248.

2) 井部俊子、中西睦子監．看護管理学習テキスト第２版 第４巻 看護における人的資源活用論 2017年度刷．日本看護協会出版会，2017, 60-61.

3) 福澤英弘．人材開発マネジメントブック 学習が企業を強くする．日本経済新聞出版社．2009, 69.

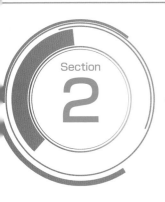

病棟運営にかかわる課題

①スタッフに経営状況を伝えたい

経営にかかわる "数字" を把握する

看護管理者、特に看護師長にとってはあまり実感がわかない「経営」というキーワードですが、そもそも経営とは何を指すのでしょうか？

経営とは、複数の職員が能力を発揮しながら協働することにより、個々人で働く以上の結果を導き出すことができ、また組織化させることで成り立つものと言えます。組織で働く職員が同じ目的を持つためには、さまざまな経営指標から自院の強み・弱みを知ることが大切です。また、経営目標に掲げた数値に到達するため、どのような仕組みが必要か、どのような人的資源・物的資源が必要かを検討し、目標達成に向けた取り組みを実施すべきかを共有することが重要です。しかし、看護師長であっても、病院の経営や経営状況、特に収支に関する情報を目にする機会は少ないものです。しかし、直接的な収支に関わる情報ではなくても、日々の看護管理で扱う情報のなかに、「経営」に直結している情報があることを理解しましょう。

まずは、経営でよく用いられるデータについて確認しましょう。経営で用いられる数字の4要素を表2-1-1に示します。

図2-1-1は、収益（売上）と費用の関係を図式化したものです。収益（売上）には費用が含まれ、内容を細かく分解すると「人件費」「経費」「材料費」などに分けることができます。さらに、費用は「変動費」と「固定費」という分けかたもできます。

変動費とは、薬品費や医療材料のように医業収益の変化に応じて変動するものを言い、固定費とは、人件費など医療収益の変化に関係なく発生する一定額の費用を指します。収益から費用をマイナスした残りが利益となります。

医療機関の経営は、「売上」を伸ばしていくことで改善するという特徴があると言われています（病院においては、収益と売上はほぼ同義）。それは、売上が単価の増加、人数の増加、あるいは両方が増加することによって、大きく変化するためです。つまり、「単価増」や「患者増」につながる活動が重要になると言えます。

病棟で見かける「売上」にかかわるデータを共有する

図2-1-2は、病院が上げる利益に関係するデータをツリー状に示したものです。ご覧いただくと、病棟などでもよく見かけるデータがあります。例えば、「平均在院日数」や「病床利用率」「入院患者数」などは病床管理に関連するデータであり、「外来患者数」や「外来単価」など外来診療に関連するものなど、それぞれの部署で定期的に把握している内容が含まれています。こうした

表2-1-1 経営数字の4要素

項目	施設基準 医療の質	損益計算書	貸借対照表	キャッシュ フロー
要素	施設基準関連数字 CI（QI）	売上 費用 利益	資産 負債 純資産（資本）	現金の流れ 将来的な現 金予測

出典：木村憲洋. 経営に関係する数字の基本的解釈をおさえよう,
Nursing BUSINESS, 12（5），2018. 12. を元に筆者作成

図2-1-1 収益（売上）と費用の関係

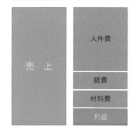

図2-1-2 医療利益に関連するデータのツリー図

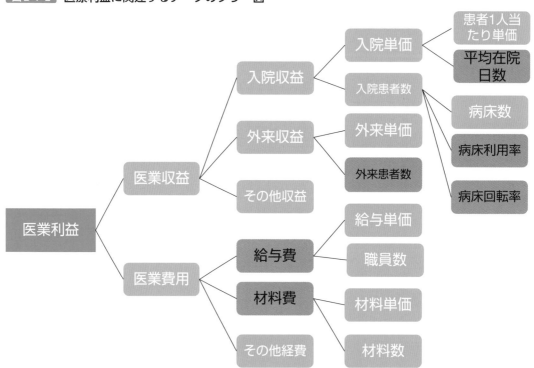

データが病院の売上げとどう関係しているかをスタッフに伝えるとともに、このようなデータが院内のどのような部門の管理下にあり、いつ更新されているかを把握して、データをスタッフと共有することから始めてみましょう。

　また、医療機関では、より健康的で健全な経営を行うためにそれぞれの医療機関ごとに「指標」を用いて分析し、目標を設定します。経営指標には大きく4つの分類があります（**表2-1-2**）。それぞれの指標の具体例を**表2-1-3**に示します。

　表で示したとおり、経営指標の具体例には、さまざまなものがありますが、すべての指標を用いる必要はありません。皆さんの現場で活用できる指標を見つけることが大切です。

表2-1-2　経営指標の 4 つの分類

分類	内容
機能性	病院が持つ機能を数値化したもの。 病院が持ち合わせている資源をどのように有効活用できているか、発揮できているかなどの指標
収益性	病院の収益からヒト・モノ・カネなどがどのように使われているか、その費用に見合った収益が確保できているかなどの指標
生産性	経営資源であるヒトがどのように活用されているか、人的資源のパフォーマンスを見る指標
安全性	資産のかかわる運用や借金の状況から、収益性とのバランス、病院が安全に経営できるかなどの指標

表2-1-3　経営指標別に見た具体例

	具体的な項目	
機能性	・平均在院日数 ・外来/入院比 ・1 床当たりの 1 日平均外来患者数 ・患者 1 人 1 日当たりの入院収益 ・患者 1 人 1 日当たりの入院収益 （室料差額除く） ・外来患者 1 人 1 日当たりの外来収益 ・医師 1 人当たり入院患者数 ・医師 1 人当たり外来患者数 ・看護師 1 人当たり入院患者数 ・看護師 1 人当たり外来患者数	・職員 1 人当たり入院患者数 ・職員 1 人当たり外来患者数 ・ケアカンファレンス実施率 ・紹介率 ・逆紹介率 ・重症度、医療・看護必要度の高い患者割合（一般病棟、回復期リハ病棟用） ・二次医療圏内からの在院患者割合 ・二次医療圏外からの在院患者割合 ・二次医療圏外からの外来患者割合
収益性	・医業収益率 ・総資本医業利益率 ・経常利益率 　償却前医業利益率（補正指標） ・病床利用率 ・固定費比率 ・材料費比率 　医薬品比率 ・人件費率 ・委託費比率 ・設備関係費比率 　減価償却費比率 ・経費比率 ・金利負担率 ・総資本回転率	・固定資産回転率 ・医師人件費比率計 　常勤医師人件費比率 　非常勤医師人件費比率 ・看護師人件費比率 　常勤看護師人件費比率 　非常勤看護師人件費比率 ・その他職員人件費比率 　常勤その他職員人件費比率 　非常勤その他職員人件費比率 ・常勤医師 1 人当たり人件費 ・常勤看護師 1 人当たり人件費 ・職員 1 人当たり人件費 ・職員 1 人当たり医業収益 ・1 床当たり医業収益
安全性	・固定資本比率 ・固定長期適合率 ・借入金比率 ・償還期間	・流動比率 ・1 床当たり固定資産額 ・償却金利前経常利益率

自部署の状況を数字で確認する

　上記のようなデータを入手できたら、次は自分の部署の状況を数値から見てみます。例えば、昨年度の同じ月と比べて増加したのか減少したのか、今年度は月ごとにどのように変化しているか、上昇曲線を描いているのか、下降曲線なのか。また、他の部署と比較してみるとどうでしょうか。同じような疾患の患者が入院する病棟同士の数値を比べてみてください。同じような看護師数、患者数なのに在院日数に違いがある、入院単価に違いがある場合、それはなぜなのでしょうか。このようにデータを入手し、そのデータに解釈を加えていくことで、単なる数字の集まりだったデータは分析・評価が加えられた「情報」になります。情報は、関係するスタッフと共有することで、現状の課題を抽出したり、解決策を生み出すきっかけとなります。

◎経営指標を用いた病棟運営の具体例

　Ａ急性期病院では、手術を受ける患者の入院を増やすことで収益増を目指しています。入院患者を増やすためには、病床を効率的に運用しなければなりません。

　病院幹部からは、「各病棟のベッドはすべて共通とし、空床には速やかに入院患者を受け入れ、病床稼働率は88％以上を維持する」という方針が出されました。しかし、病棟のスタッフも診療科の医師も、その方針に納得をしていません。収益を増加させなければならない状況であることは理解できるのですが、なぜ自分の病棟で他の診療科の患者を受け入れなければならないのか、という思いを強く持っています。

　Ａ病院では、電子カルテシステム上に各病棟の空床状況や本日以降の入院予定患者数、退院予定患者数、転棟予定患者数、稼働率などが表示できる機能を構築し、だれでも閲覧できるようになっています。

　そこで看護師長は、空床状況を把握できる画面で表示されているデータを用いて月次データを作成し、各病棟の現状を自分の病棟の看護師や医師と共有しました。そうすると、現状が「数値」として「見える化」され、データの推移をグラフ化することで傾向が見えてきました。

　病院の方針である病床稼働率88％を維持するためには、土曜日や、日曜日の稼働率を維持する必要があり、そのためには土日の入退院を積極的に行う必要があることが見えてきたのです。看護師も医師も共通認識を持つことで、病床の有効活用について考えるようになりました。さらに、自分の診療科の入院患者分のベッドが確保できれば、他の診療科の入院も受け入れようという積極的な意識変革がおこりました。

　職種が異なる場合、同じものを見ているようで、視点の違いや捉え方の違いが生じることが多々あります。そのことを理解し、異なる職種の間で共通認識を持つ必要がある場合は、「数値」を用いることを心がけることで意識の統一が図りやすくなります。

📖 引用・参考文献 ···

1) 木村憲洋. 経営に関係する数字の基本的解釈をおさえよう. Nursing BUSINESS, 12 (5), 2018.
　12.
2) 工藤潤. 経営指標を学び"経営的な感覚"を養おう. 看護展望, 44 (4), 2019, 8.

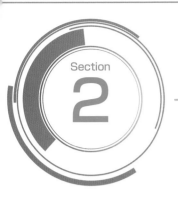

病棟運営にかかわる課題

②時間外勤務を削減したい

　看護管理者にとって、「時間外勤務をいかに減らすか」は主要な命題とも言えます。昨今、ワーク・ライフ・バランスや働き方改革などさまざまな要因を背景に、早急な対応が求められています。

　2008年10月に2人の看護師が過労死と認定されたことを受けて、日本看護協会が同年に実施した時間外労働、夜勤・交代勤務等緊急実態調査では、20～30歳未満の看護師の平均時間外労働時間が最も長く25.9時間、次いで40～50歳未満が23.3時間でした。さらに、経験年数では5年未満が27時間と最も長く、それ以上の経験年数は22時間前後で推移していました。さらに、時間外勤務はスタッフだけの問題ではなく、管理職の時間外勤務時間も長く、平均30.1時間であることがわかっています[1]。

　さらに管理職への調査では、半数近くの看護管理者は職員の労働時間管理に問題があると感じていました。回答した看護管理者が要因として挙げたのは、「長年の習慣・慣習」が最も多く、解決策として「業務を精査し、ムダを省くよう努めている」と回答した割合が最も高いという結果が出ています[2]。

　なお、2017年に日本医療労働組合連合会が実施した看護職員の労働実態調査によると、時間外勤務が10時間以上と答えた割合が16.4%、30時間以上は2.6%、50時間以上も0.6%あり、この結果は2013年の同調査と比較しても変化がありませんでした。むしろ、始業時間前の時間外労働は増加傾向で、日勤では30分以上の時間外労働が58.5%となっています[3]。

　このように、時間外勤務の問題は長年にわたり検討され、その原因や解決策は調査結果から導き出されているものの、目立った成果が上がらない状況は変わっていません。

時間外労働はどうして減らないのか

　日本看護協会や労働組合連合会などが盛んに時間外労働削減を訴えているにも関わらず、現場が変化しないのはなぜなのでしょうか。

　門馬らが実施した研究[4]では、「忙しい」と感じている人、「片付けられない仕事量」が多いと感じている人ほど時間外労働が長いことが明らかとなっています。さらに、上司や同僚が残っていると帰りづらい、特別な仕事もないのにつき合いで残るという「帰りづらい職場の雰囲気」も時間外勤務に関連していると結論づけています。さらに、就業時間前の時間外労働に関しては、年齢による有意差は認められず、むしろ、始業開始前に準備をしないと不安に感じ、情報収集の時間や点滴作成・ケアの準備時間が十分に設けられていないことで、業務に支障をきたすと思っていることが関連しているという結果が出されています。

時間外労働を減らすには、看護管理者だけではなくスタッフ一人ひとりが業務の見直しを積極的に行う姿勢と、時間外労働をできる限り減らそうという職場風土が必要とされているのです。

時間外労働を減らすための「ムダ・ムラ」をあぶりだすには

「時間外労働を減らそう！」と考えると、時間外の業務だけを何とかしようと考えがちです。しかし、時間外まで働くことになる理由は、実は時間内の業務に「ムダ」や「ムラ」が生じているからではないでしょうか。

日本看護協会の実態調査でもわかるように、「いつも○○しているから」と長年の習慣や慣習に縛られ、「こうすればもっと楽になるのに」という考えは埋もれてしまいがちです。さらに、「○○でなければならない」という考え方に、なかなか対抗できない職場風土が時間外労働削減を妨げる原因かもしれません。

まずは、基本に立ち返り、「なぜこの業務を行うのか」「なぜこの手順なのか」と疑問を持つことから始めてみてはどうでしょうか。この時に役立つのが、業務ごとのワークフローです。

◉業務ごとのワークフローを作成してみる

筆者が医療情報部で勤務していたとき、ワークフローの作成はとても重要な業務でした。

電子カルテシステムは業務支援ツールであり、業務を効率化させることを目的に運用されています。注射や内服薬の処方や指示が出され、調剤し、病棟に搬送され、病棟内で管理され、患者に投与され、患者の状態を観察し記録するまでを一連の流れとして把握する必要があるからです。その流れに沿って、どのような機能をどのタイミングで使用すると効率的な運用になるかを検討することが医療情報部の役割の1つとも言えます。

看護師が各部署で行う業務も、このように1つひとつのステップを細分化して書き出していくと、手順の詳細が「見える化」できます。具体例として、注射薬に関するワークフローを提示します（図2-2-1）。

現状の手順があまりにも複雑で「チェックのためのチェック」を繰り返しているようであれば、そこで時間を無駄に消費していることが考えられます。さらに、2人以上の看護師で実施するようなルールがあるとすれば、ルールを順守するために、自分以外の看護師を探さなければなりません。また、一緒にチェックすることを求められる側の看護師は、実施していた業務を中断せざるを得ないかもしれません。

このように、ワークフローを作成することで、時間内に業務が終わらず、時間外労働となっている現状を引き起こしている業務やその手順をあぶりだすことができます。

実際の時間外労働を明らかにするには

多くの病棟では、時間外労働を行う際には、各部署の看護管理者へ「時間外勤務申請」を行うところが多いでしょう。紙媒体で運用している医療機関もあれば、電子化している医療機関もあると

思いますが、どちらであっても、データを活用し、どのような理由でどれだけの時間外勤務を実施しているかを「可視化」することが可能です。月次資料として、部署間比較を行う、あるいはスタッフ間の比較を行うと、同じような経験年数のスタッフでも、どのような働き方の違いがあるかなども明確になってきます。

◎時間外労働を減らす真の目的はなにか

　日本看護協会が看護師の時間外労働削減を掲げているのは、単に超過勤務で発生する人件費を抑制するためではありません。

図 2-2-1　注射薬に関するワークフロー

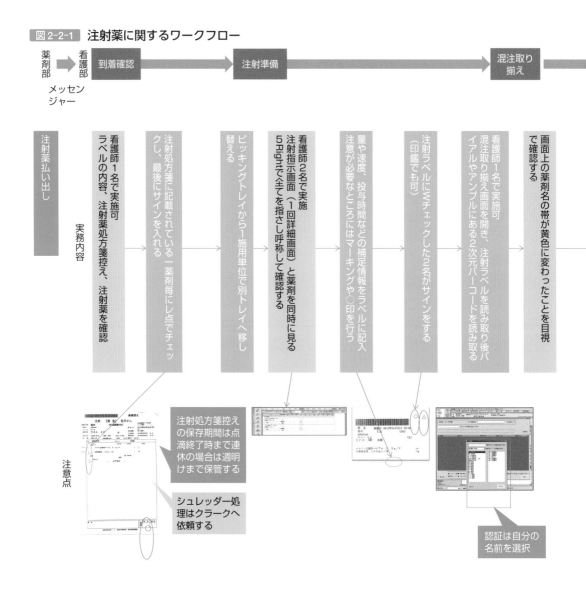

日本は少子高齢化社会を迎え、生産労働人口が減少するなかで、看護職として働く若者の増加を楽観視できない状況にあります。日本の医療は OECD の諸外国に比べて、人口当たりの看護職員数は遜色ありませんが、病床当たりの人数が非常に手薄と言われています。

このようななかで、日本の医療提供体制を維持していくためには、現在就労している看護職が働き続けられる職場づくりを行うことが重要です。

看護職一人ひとりが将来に展望を持ち、自ら学び、自らを高めていくことで、仕事にやりがいと喜びをもって組織のなかで働き続けられることに焦点を当て、就業継続が可能な看護職の働き方とそれに寄与するマネジメントの方策として、時間外労働管理を行うことが真の目的だと言えます[5]。

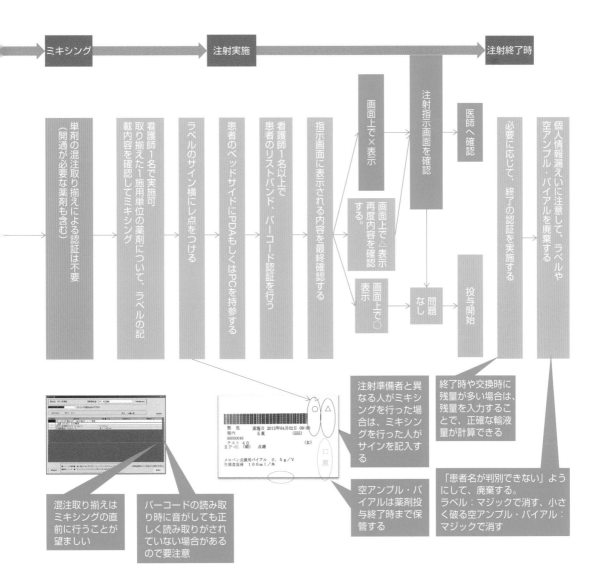

📖 引用・参考文献 ………

1）日本看護協会「2008年　時間外労働　夜勤・交代制勤務緊急実態調査」第Ⅰ部 2008年　時間外労働　夜勤・交代制勤務等緊急実態調査〈https://www.nurse.or.jp/nursing/shuroanzen/jikan/pdf/03-03.pdf〉（2021年9月1日閲覧）

2）日本看護協会「2008年　時間外労働　夜勤・交代制勤務緊急実態調査」_第Ⅱ部 2008年　看護職の労働時間管理に関する緊急調査〈https://www.nurse.or.jp/nursing/shuroanzen/jikan/pdf/03-05.pdf〉（2021年9月1日閲覧）

3）日本医療労働組合連合会「2017年　看護職員の労働実態調査結果（概要）」〈http://irouren.or.jp/research/ceb76c47ff9c68138c8354a71e5d5583adcf9538.pdf〉（2021年8月31日閲覧）

4）門馬共代，小林直子，富井秋子他．時間外勤務に対する意識調査—属性と時間外勤務時間の関係—．東邦看護学会誌．11，2014，31—40．

5）日本看護協会「就業継続が可能な看護職の働き方の提案」〈https://www.nurse.or.jp/nursing/shuroanzen/hatarakikata/pdf/wsr_fornurse.pdf〉（2021年9月1日閲覧）

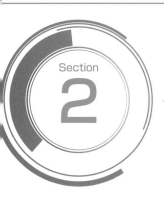

病棟運営にかかわる課題

③入院単価を上げたい

入院単価の考え方

　入院単価とは、入院患者1人1日当たりの平均の収入のことです。一般社団法人全国公私病院連盟の調べによれば、2020年6月の入院単価は、総数59,146円、一般病院60,446円、精神科病院22,594円となっています。また、一般病院の病床規模区分による入院単価の比較では、600〜699床が77,905円と最も高く、病床数が少なくなるにつれ、低くなる傾向にあります（こうしたデータは同連盟の『病院経営実態調査報告』などで確認できます）。

　DPC／PDPS（診断群分類別包括支払い制度）の場合の入院単価は、包括評価部分に出来高評価部分を加え、延患者数で除して算出します（図2-3-1）。したがって、入院単価を上げるためには、診断分類毎の1日当たりの点数の高い重症患者を受け入れるか、医療機関別係数を引き上げるか、入院期間Ⅲ以上の患者の在院日数を短縮するかなどの対策をとる必要があります。

　また、これらの策を講じる際には、策を講じることで生じ得る不利益に対して、自施設が対応できるかどうかを判断する必要があります。例えば、診断群分類毎の1日当たりの点数の高い重症患者を受け入れるのであれば、これまでの看護師の人数で重症患者のケアができるか、医師や看護師

図2-3-1　入院単価の考え方

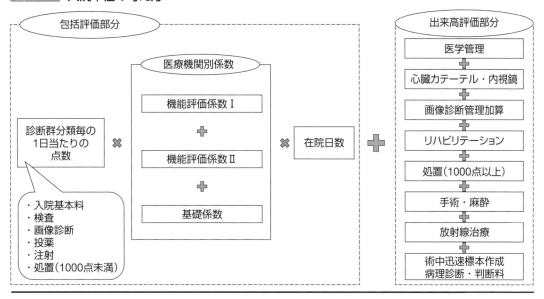

延患者数（退院患者数×在院日数）

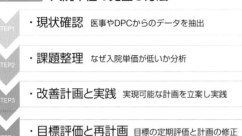

図2-3-2 入院単価の見直し方法

STEP1	・現状確認	医事やDPCからのデータを抽出
STEP2	・課題整理	なぜ入院単価が低いか分析
STEP3	・改善計画と実践	実現可能な計画を立案し実践
STEP4	・目標評価と再計画	目標の定期評価と計画の修正

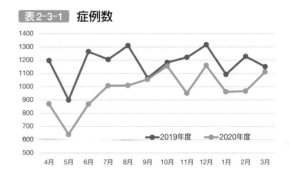

表2-3-1 症例数

のタスク・シェアリングやタスク・シフティングができるか、DX（デジタル・トランスフォーメーション）による業務改善ができるかなどを検討する必要があります。他方、入院期間Ⅲ以上の患者の在院日数を短縮するのであれば、病床稼働率を下げないよう、新規入院患者を確保できるかを検討する必要があります。

　このように、入院単価を上げる際には、改善策を講じることで起こりうる不利益と改善策とのバランスを十分確認しながら計画を立てる必要があります。

入院単価の見直し方法

　入院単価は、次の4つのSTEPで改善を図ります。STEP1では、自施設の現状を確認します。STEP2では、なぜ入院単価が低いのかを分析し課題を整理します。STEP3では、分析した課題に対して改善計画を立て実践します。そしてSTEP4では、目標を評価し計画を修正します（図2-3-2）。

◎STEP1　自施設の現状を確認する

　STEP1では、現状を確認します。確認の順番は、全体から詳細の順、病院全体、診療科別、DPCコード別などの順になるので、それらが判断できるデータを抽出し、図表化します。データは医事会計システムや病院経営分析システム、DPC分析システムなどから抽出できるため、作業はこれらのシステムを担当する部門と連携して行います。

　データは、継時的変化とベンチマークの視点から確認します。前者は自施設のトレンド（対前年比など）を把握するために、後者は自施設のポジション（同じ病院機能間や同じ病床規模間など）を把握するための確認です。表2-3-1は症例数、表2-3-2は入院単価のトレンドグラフの例です。2020年度の症例数は2019年度よりも下がっていますが、入院単価は上がっていることが確認できます。また、症例数と入院単価は2019年、2020年ともに5月や1月（ゴールデンウィークと正月）に下がる傾向となっていることが確認できます。

　診療報酬は、包括評価部分と出来高部分で構成されます。データを確認する際は、まず、診療報酬の内訳単位での病院全体の収入状況を確認します。次に、それらの内訳を診療科別や症例別に確

表 2-3-2　入院単価

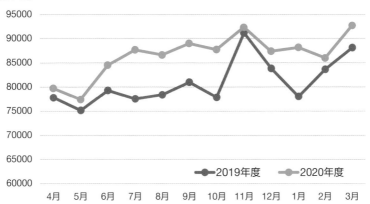

図 2-3-3　DPC コード 11280xx9900xx「慢性腎炎症候群・慢性間質性腎炎・慢性腎不全 なし 手術・処置等 1 なし 手術・処置等 2 なし」のデータ例

		1日目 DPC手術 -日 11/19(火)	2日目 DPC手術 -日 11/20(水)	3日目 DPC手術 -日 11/21(木)
医療資源	処置 詳細	スルバシリン静注用 ソルアセトF輸液		
	金額	1,640円		
	創傷・褥瘡			
	呼吸関連			
	ドレーン			
	透析			透析
	詳細			人工腎臓（慢性維持） ダイアライザー（2
	金額			22,890円
	検査 血液検査	感染症免疫学,出血凝	血液形態機能,生化学	
	モニター			
	詳細	検体検査管理加算（ 細菌培養同定検査（ 嫌気性培養加算（細	末梢血液一般検査 AST ALT	EF-胃・十二指腸 プロナーゼMS　2 バロス消泡内用液2
	金額	28,290円	1,640円	11,550円
	画像 撮影	CT,Xp		
	造影剤			
	詳細	CT撮影（64列以 コンピューター断層 画像診断管理加算2		
	金額	20,700円		
	手術 詳細			
	金額			
	診察 詳細		薬剤管理指導料（1	
	金額		3,250円	
	食事 詳細		入院時食事療養（1 食堂加算（食事療養	入院時食事療養（1 食堂加算（食事療養
	金額		1,330円	690円
	その他 詳細			
	金額			

特別食加算の算定なし

株式会社グローバルヘルスコンサルティング・ジャパン社 病院分析システム「病院ダッシュボードχ」より出力

認し、診療科や症例別に課題があるかどうかを見極めます。図2-3-3は、DPCコード110280xx9900xx「慢性腎炎症候群・慢性間質性腎炎・慢性腎不全　なし　手術・処置等1なし　手術・処置等2なし」のデータの例です。

◎STEP2　なぜ入院単価が低いのか分析し課題を整理する

STEP2では、何が現在の入院単価に影響しているか、何を改善すれば入院単価を上げることができるか原因を分析し課題を整理します。分析と課題の整理には、第3章問題解決に役立つツールの活用法から方法を選択するとよいでしょう。ここでは、ロジックツリーを用います。

図2-3-4は、入院単価が低い原因を追究したロジックツリーの例で、要因を3段階まで整理しています。DPC対象病院の入院単価は、包括評価部分と出来高部分で構成されるため、要因1は「包括評価部分の収入が低い」と「出来高部分の収入が低い」の2つに区分しています。要因2は、「包括評価部分の収入が低い」には「在院日数をコントロールできていない」「新規患者の受け入れが十分ではない」を、「出来高部分の収入が低い」には「加算の請求漏れがある」、「新しい加算を取得できていない」を挙げています。

要因3は、要因2の根拠となる直接的な原因をまとめます。例えば、他院との比較によって、「DPCⅡ期間超率が高い」「緊急入院率が低い」「入院移行率が低い」に改善の余地があれば、それらが要因3に出されます。

図2-3-4　ロジックツリーによる分析

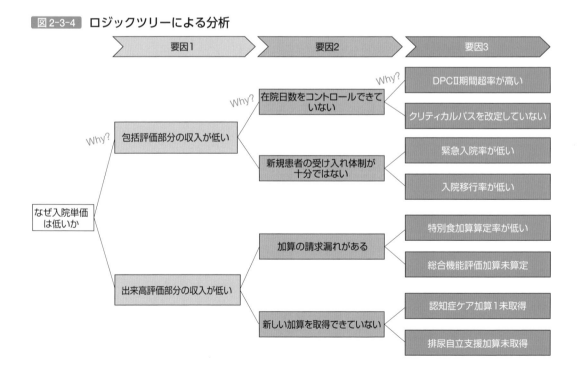

表 2-3-3 **整理された課題**

	課題	2019 年度
在院日数をコントロールできていない	DPC Ⅱ期間超率が高い	29%
	クリティカルパスを活用できていない（160 種類）	適用率 61.5%
新規患者の受け入れが十分ではない	緊急入院率が低い	27.7%
	入院移行率が低い	14.5%
加算の請求漏れがある	特別食加算算定率が低い（ESD/EMR）	13.0%
	総合機能評価加算が低い	85.7%
新しい加算を取得できていない	認知症ケア加算 1（160 点）未取得	加算 3 （40 点）
	排尿自立支援加算（200 点）未取得	なし

　また、図 2-3-4 のように、DPC コード別に加算算定状況を確認することができれば、症例別に課題を導くことができます。図 2-3-3（p103）の例では、DPC コード 110280xx9900xx「慢性腎炎症候群・慢性間質性腎炎・慢性腎不全　なし　手術・処置等 1 なし　手術・処置等 2 なし」の患者に対して、本来、腎臓病食がオーダーされているにも関わらず、特別食加算が算定されていないことがわかり、加算算定漏れがあることに気づくことができます。

　以上のようにロジックツリーを用いて抽出された課題は、表 2-3-3 のように要因 2 と要因 3、要因 3 に対する根拠となるデータを一覧表にまとめます。

◉STEP3　分析した課題に対し改善計画を立て実践する

　STEP3 では、STEP2 で分析した課題に対する改善計画を立てます。そのためには、まず STEP2 で整理したそれぞれの原因に対して改善方法を考えます。次に、効果と実現性を考慮して優先順位を決めます。そして最後に、改善計画表を作成し実践します。

　改善方法の検討は、STEP3 の要因 3 の 1 つずつに対して、関係部署および関係者と一緒に進めます。例えば、「DPC Ⅱ期間超率が高い」に対する検討は医師、看護師、医事課、診療情報管理室、「特別食加算算定率が低い」は、医師、看護師、医事課、栄養部をチームメンバーにします。

　次に、実践の優先順位を決めます。優先順位は、ペイオフマトリックスを汎用的に使用する方法もあります。ペイオフマトリックスとは、「効果」と「実現性」の 2 つの変数を用いてアイデアをマッピングし、効率の良い選択肢を考えるフレームワーク[1]です。効果とはその選択肢を実行することで得られる利益の大小、実現性とは項目を実行する難易度です。図 2-3-5 は、表 2-3-4（p107）の目標に対してマッピングした例です。認知症ケア加算 1 の取得は、ケア加算 3 の 4 倍の収入になることから、入院単価の上昇に対する効果は高いと考えたのですが、算定要件である専任の常勤医師、看護師、常勤社会福祉士または常勤精神保健福祉士の配置は、人材の確保や育成が必

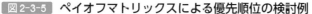

図 2-3-5 ペイオフマトリックスによる優先順位の検討例

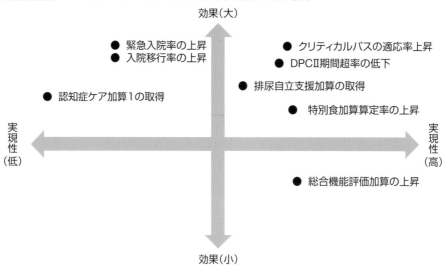

効果（大）

● 緊急入院率の上昇
● 入院移行率の上昇

● クリティカルパスの適応率上昇
● DPCⅡ期間超率の低下

● 排尿自立支援加算の取得

● 認知症ケア加算1の取得

● 特別食加算算定率の上昇

実現性（低）　　　　　　　　　　　　　　　　実現性（高）

● 総合機能評価加算の上昇

効果（小）

要なことから、実現性は低いと判断しています。なお、今回の例では、目標を変数としていますが、**表 2-3-4** の行動を変数として検討するのもよいでしょう。

　表 2-3-4 の改善計画表には、①目標、②目標達成指標、③行動、④評価タイミング、⑤期限、⑥責任者を記載し、関係者全員が進捗や評価を共有できるようにします。目標達成指標は、数値で示すと評価もしやすくなりますし、目標値の推移も確認でき、改善活動に参加しているスタッフの動機づけにもなります。

◎**STEP4　目標を評価し計画を修正する**

　STEP4 では、目標を評価し、必要時は改善計画を修正します。目標の評価は、四半期に１回、上期下期のそれぞれ１回、年度末など定めます。評価月に目標値を達成できていない場合は、改善計画を見直す必要があります。その際は、まず、STEP3 で計画した行動が、実現性に乏しかったのか、そもそもデータ分析が間違っていたのかを確認する必要があります。そして、再度、分析と課題整理、新たな改善計画を立案する必要があります。このように、入院単価を上げるためには、目標達成指標に対して定めたタイミングで評価し、その結果から改善計画を修正するなど、PDCAサイクル（PLAN（計画）→DO（実行）→CHECK（評価）→ACTION（実行）の４段階を繰り返し 業務を改善する手法）を回し続けることが重要です。

入院単価を上げるための人的な戦略

　入院単価を上げるためには、「トップダウンによる意識改革」と「ボトムアップによる改善活動」も必要です。院長が「入院単価を上げるように、皆でがんばりましょう」と言っても、スタッフは具体的に何をどうすべきかわかりません。目標を達成するためには、管理者の意識改革と部署での

表2-3-4 課題に対する改善計画

目標	目標達成指標	行動	評価タイミング	期限	責任者
1. DPCⅡ期間超率の低下	23%	① DPC コーディングの確認 ② DPC コーディングの教育 ③ 退院調整の適正化	9月、3月	2022年3月	企画担当
2. クリティカルパスの適応率上昇	70%	① クリティカルパスの見直し（160種類） ② クリティカルパスの電子カルテ機能改修 ③ クリティカルパスの教育	6月、9月、12月、3月	2022年3月	パス推進委員会
3. 緊急入院率の上昇	28.%	① 救急外来受診応需体制の見直し ② 入院患者基準の明確化 ③ 救急患者の病棟受入体制の変更	6月、9月、12月、3月	2022年3月	副院長
4. 入院移行率の上昇	18%	① かかりつけ医師への案内 ② 夜間の救急患者の入院体制の見直し	9月、3月	2022年3月	副院長
5. 特別食加算算定率の上昇 易消化食（ESD/EMR後）	13%	① 毎週カンファレンス時に医師へ周知 ② サイネージやメールによる周知 ③ クリティカルパスの修正	9月、3月	2022年3月	栄養部
6. 総合機能評価加算の上昇	100%	① 毎朝の全体周知時間に呼びかける ② スクリーニング実施状況のモニタリング	6月、9月、12月、3月	2022年3月	入退院サポートセンター
7. 認知症ケア加算1の取得	加算1（160点）	① 認知症ケアチームの設置 ・専任の常勤医師　・専任の常勤看護師 ・専任の常勤社会福祉士又は常勤精神保健福祉士	3月	2022年3月	認知症ケアWG
8. 排尿自立支援加算の取得	新規（200点）	① 排尿ケアチームの設置 ② 看護師への教育 ③ 算定要件に必要な記録の整備	6月	2021年6月	副看護部長

戦略の展開が重要になります。

　「トップダウンによる意識改革」とは、院長や事務長などの経営層から管理者に対して働きかけ、部下の意識を改善活動に参画させることに向けることです。意識改革には、コミュニケーションが鍵になります。一方、「ボトムアップによる改善活動」とは、管理者やスタッフによる改善活動です。改善活動には、モチベーションの向上が鍵になります。筆者の所属するNTT東日本関東病院看護部では、意識改革と改善活動を支える方法として、経営層と管理者、そしてスタッフとの

表2-3-5 看護管理指標 ※実データを改変して掲載

	項目名	単位	A病棟	B病棟	C病棟	D病棟	E病棟
アウトカム 1	転倒・転落発生件数	件	1	5	1	5	4
アウトカム 2	患者間違い件数	件	0	0	0	0	0
アウトカム 3	褥瘡発生件数	件	1	0	1	1	2
アウトカム 4	医療関連機器圧迫創傷発生件数	件	1	0	2	0	4
アウトカム 5	一口当たりのベッド単価	円	⬇ 27,910	⬆ 96,239	⬇ 73,282	⬆ 81,295	⬇ 64,072
ストラクチャー 1	稼働病床数	床	50	48	36	47	46
ストラクチャー 2	病床稼働率	%	40.6	83.5	93.6	85.7	83.7
ストラクチャー 3	病床回転率	%	0.5	3.3	5.3	4.2	1.7
ストラクチャー 4	予定外の入院件数	件	6	25	22	19	13
ストラクチャー 5	重症度、医療・看護必要度	%		43.5	53.5	50.1	43.2
	基準1：C1点以上	%		41.1	58.6	65.3	52.9
	基準2：A3点以上	%		41.5	31.8	25.7	27.6
	基準3：A2点、B3点以上	%		17.3	9.6	9.0	19.5
ストラクチャー 6	看護師配置数	人	26	37	32	31	34
ストラクチャー 7	常勤換算看護師数（外来・専門・認定・看護長除く）	人	24	29.6	29.6	29.4	32.6
ストラクチャー 8	ラダー換算看護師数（外来・専門・認定・看護長除く）	人	22.4	29.1	27.3	28	30.9
	ラダーⅠ（0.5人）	人	2	3	3	2	3
	ラダーⅡ（0.8人）	人	3	2	6	5	3
	ラダーⅢ以上（1人）	人	19	26	21	23	27
ストラクチャー 9	月平均夜勤時間	時間	60.6	74.5	64.6	66.2	76.9
ストラクチャー 10	超過勤務時間（外来・専門・認定・看護長除く）	時間	8.4	21.5	20.8	22.1	23.1
ストラクチャー 11	平均有給取得数（外来・専門・認定・看護長除く）	日	1.9	0.3	2.4	0.8	1.1
プロセス 1	患者一人1日当たりのナースコール発呼回数	回	3.5	2.6	3.5	2.9	3.9
プロセス 2	エアマット使用率	%	100	66.7	71.4	85.7	75
プロセス 3	検体採取時のPDA使用率	%	89.3	77.6	90.4	80.1	62.8
プロセス 4	身体拘束具使用延べ患者延べ日数	日	52	23	14	0	233
プロセス 5	バイタルサイン観察回数	回	2101	4466	4130	5309	4517
プロセス 6	バイタルサイン観察時間と記録時間の誤差平均	分秒	13：16	18：09	25：23	24：59	26：42
プロセス 7	クリティカルパス適用率	%	0.0	46.9	64.7	63.5	37.3
プロセス 8	入院期間DPCⅡ超率	%		➡ 26.9	⬆ 36.7	⬆ 28.2	➡ 27.7

⬆ 前月より上昇　⬇ 前月より低下

共通言語として、看護管理指標を設定しています。また、部署面談を上期と下期に1回ずつ行っています。

　看護管理指標は、医療の質と経営の質の向上をアウトカムにした項目で構成しています。表2-3-5 は、当院の看護管理指標の一部を抜粋したものです。カテゴリーは、ドナベディアン・モデルを活用し、アウトカム、ストラクチャー、プロセスの3つに分類しています。データ抽出は看護部

医療情報管理部門が担当し、作成した資料は看護長会議に提示されます。看護長は、資料に記載されたデータから、部署の課題を特定し改善計画を立てることができます。一方、スタッフは、部署の現状や改善活動の結果をデータから知ることができます。このように、自分の取組みの成果を、数値から把握できることは、モチベーションの向上につながると考えられます。

　部署面談は、看護長、看護主任、看護部長、事務長、病院長が同席し、年2回実施されます。面談では、部署の課題や改善活動、目標や成果を共有します。面談は、看護長にとって、設備投資などの要望を経営層に直接伝えることができるチャンスです。一方、経営層にとっては、管理者へ経営参画の必要性を意識づけるチャンスです。その際の共通言語として、看護管理指標を用いれば、経営層と管理者の目線合わせもしやすく、お互いの考えを客観的に確認し合えます。

📖 引用・参考文献

1) 小野義直, 宮田匠. 思考法図鑑―ひらめきを生む問題解決・アイデア発想のアプローチ60―. 翔泳社, 2019, 191.

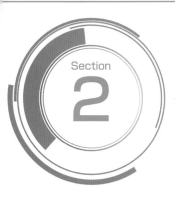

病棟運営にかかわる課題

④平均在院日数をコントロールしたい

病床運用の現状と課題を分析する

「在院日数が長期化している」「入退院調整が上手くいかない」「土日の病床稼働率が下がってしまう」「病床運用に対する医師の理解が得られない」「データをどう活用したらよいのか」等、病床運用を担う看護管理者の悩みは尽きません。病床稼働率アップや平均在院日数の短縮・新入院患者の獲得など、掲げられた経営目標を達成するために、試行錯誤しながら日々の病床運用に取り組んでいるのではないでしょうか。

筆者の所属する鹿児島大学病院（以下、当院）は、病床数653床（一般592床、精神40床、回復リハ20床、第一種感染病床1床）、17診療センター（36診療科）を標榜する特定機能病院です。2016（平成28）年度〜2020（令和2）年度の実績を図2-4-1、図2-4-2に示します。年々、平均在院日数は短縮し、新入院患者数および病床稼働率、診療報酬稼働額は増加しています。これらは、近年の病床運用の取り組みが奏功したことによるものです。

ここでは、当院の看護管理者のこれまでの取り組みを紹介しながら、データを活用した効率的な病床運用について考えていきたいと思います。

当院では、2002年より病院再開発が開始され、2012年度に新病棟稼働に向けた病床マネジメントWG（ワーキンググループ）が設置されました。また、2018年度以降の一時的な病床数削減（100床減）に伴い、病床利用の更なる効率化と入院患者数を維持しながら回転率を上げるための取り組みの強化が必要となりました。そこで、適正なDPC入院期間での退院を推進するため、DPC入院期間Ⅱの期間の最終日での退院を目指し、「空床管理一元化の徹底」「定期的な病床配分の見直し」「病床運用に対する看護師長の権限強化」「休日の空床活用の検討」「入院前支援・退院支援の強化」など、さまざまな取り組みが開始されました。

看護部では、病床運用に関する実態調査を実施し、現状分析と課題抽出を行いました。

◎当院の病床運用に関する実態調査の内容（一例）

看護師長による入退院調整の状況について

・病床管理の状況（病床稼働率、平均在院日数、新入院患者数、DPC入院期間割合）

・DPC期間を意識した退院日決定について

・土日入退院、同日入退院の推進について

・看護師長による入退院調整の課題

・対策・工夫している点

病床運用に関する部署間連携の状況について

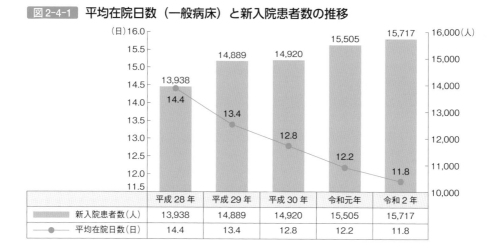

図2-4-1 平均在院日数（一般病床）と新入院患者数の推移

	平成28年	平成29年	平成30年	令和元年	令和2年
新入院患者数（人）	13,938	14,889	14,920	15,505	15,717
平均在院日数（日）	14.4	13.4	12.8	12.2	11.8

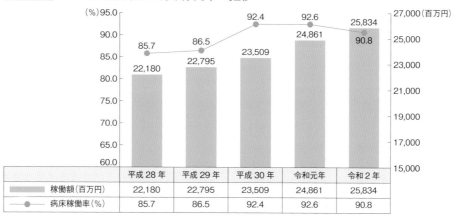

図2-4-2 診療報酬稼働額と病床稼働率の推移

	平成28年	平成29年	平成30年	令和元年	令和2年
稼働額（百万円）	22,180	22,795	23,509	24,861	25,834
病床稼働率（%）	85.7	86.5	92.4	92.6	90.8

・地域医療連携センターの退院支援専従看護師との連携
・看護師長間の連携（定期的な話し合いの状況）
・医師との連携や部署間連携における課題
・対策・工夫している点

　その結果、以下2点が課題として挙げられました。

①看護師長による退院日決定の体制は確立されつつあるが、診療科によっては看護師長による退院日決定への介入が困難な部署や医師との連携に困難さを感じている部署もあり、今後は診療科との話し合いを検討する。
②土日の入院推進については、看護部門だけでなく関連部門との体制を整えることが必要である

が、クリティカルパスの運用など、土日の空床を活用した効率的な病床運用への取り組みを今後さらに検討する。

これらを踏まえ、看護師長会で検討を重ねながら、具体策を検討しました。また、病床運用に対する定期的なモニタリングを実施し、看護師長による病床運用の困難さや成果を共有していきました。

病床運用に対する意識改革

看護師長による病床運用を推進するためには、診療科医師の理解と協力が必要であったため、病院長のトップダウンにより、まずは病床運用に対する看護師長の権限が強化されました。病床管理は看護師長が中心になって進めるという方針が示され、医師は患者の病状や治療状況を判断し、退院可能な時期を指示するのみで、退院日の決定は看護師長が行います。

看護師長が退院日を決定するメリットとして、看護師長は患者の病状や療養環境・生活背景をよく把握しており、患者や家族の都合だけでなく、病床の空き状況も踏まえた退院日の調整が可能です。また、混合病棟や共通病床では、複数の診療科が利用しているベッドを効率的に回転させることが可能となります。

このように、トップダウンにより看護師長の権限が強化されたことで、病床運用は看護師長が担うという院内の共通認識となり、診療科定床制などの古い考え方を変えていきました。また、すべての空床を共通病床とする「空床管理一元化」が徹底され、診療科に関わらず、空床があれば受け入れるというスタッフの意識改革につながっています。

病床運用に関するデータ活用

看護師長主導による病床運用が進められるなか、経営目標の達成に向けたプロセスにおいて、データ活用は必須です。「どのようなデータが必要か」「データをどのように示すか」を考え、特に医師との交渉では、データによる根拠を示すことが必要です。また、取り組みによる変化や成果を可視化することも重要です。

図 2-4-3、図 2-4-4、表 2-4-1 は、その具体例です。これらの資料は、看護師長会だけでなく、院内の経営会議でも提示し、ベッドコントロール担当が説明を行います。

年度別の推移だけでなく、診療科別や病棟別を比較したデータは、よい意味での競争意識を高め、戦略としても有効です。また、カンファレンス等で活用してもらえるようなわかりやすいデータを定期的に提示することも、継続的な取り組みを支援することにつながります。

図2-4-3 診療科別および病棟別退院患者の DPC 入院期間割合（一部抜粋）

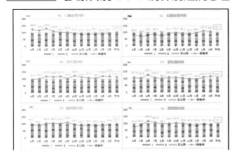
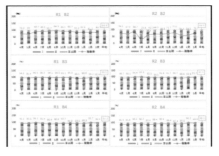

図2-4-4 退院患者の DPC 入院期間割合（年度別）

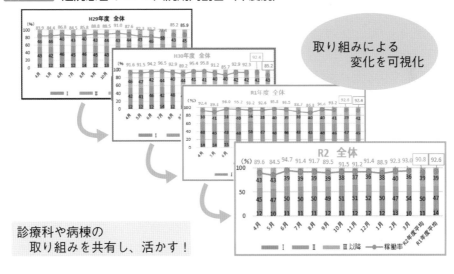

取り組みによる
変化を可視化

診療科や病棟の
取り組みを共有し、活かす！

表2-4-1 入院期間適正化退院支援表（病棟別、主治医・担当者別）

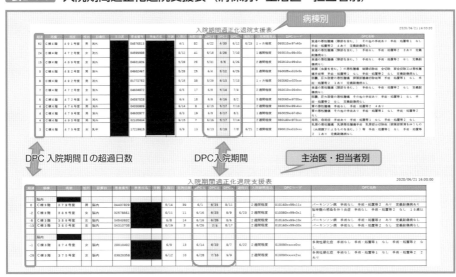

看護管理者の実際の取り組み

次に、看護管理者の取り組みの実際を具体的に紹介します。上述したように、病床運用に対する看護師長の権限の強化以外にも、いくつかの取り組みが行われました。その1つが、在院日数の適正化を図るための診療情報管理士との連携です。

◎診療情報管理士との連携

2018年に実施した退院患者の調査では、要支援患者の約7割がDPC入院期間Ⅲの期間であり、入院が長期化していました。また、約2割の患者がDPC未決定のまま入院期間が経過していることがわかりました。

そこで、診療情報管理士（以下、HIM）と退院支援専従看護師、看護師長、医師が連携した「鹿児島大学病院DPCコーディング支援体制」が整備されました。医師は、病名と入院目的を入力しておくことで、担当のHIMが入院日にDPCコーディングの支援を行い、最終的に医師が確認を行います。また、患者の病状変化や治療計画の変更があった場合、退院支援専従看護師と看護師長がHIMと連携し、タイムリーな情報共有を図ることで、速やかにDPCコーディングを変更する体制を整えました（図2-4-5）。

この体制により、常に適切なDPC入院期間が電子カルテ上に表示され、DPC入院期間Ⅱの期間の最終日の退院調整が進められることで、在院日数のコントロールにつながっています。

また、単にDPC入院期間Ⅱの期間の最終日を退院の目安とするだけでなく、効率性係数も考慮した退院調整を行っています。効率性係数に影響をおよぼさないDPCを理解し、そのうえで退院日の調整を行うことは、土日の病床稼働率の低下を防ぐことにもつながっています。

◎ベッドコントロール担当と病棟看護師長の役割

続いて、当院のベッドコントロール担当と病棟看護師長の役割を示します（表2-4-2）。現在では、それぞれの役割が院内の他職種に広く認識され、病床運用の中心的役割を担っています。全体の病床を調整するベッドコントロール担当の看護管理者と、病棟運営を担う看護師長が2本柱となってタッグを組むことで、効率的な病床運用が可能となりました。

また、交流勤務やリリーフ体制など病棟間の連携により、空床への受け入れに対する看護師の意識が向上し、スムーズな患者受け入れにつながっています。

効率的な病床運用と患者サービス

DPCを意識した病床マネジメントにおいては、患者サービスも重要です。患者は入院から退院までの日程が分かることにより、プロセスを理解し、積極的な治療への参画につながります。家族としても退院スケジュールに合わせた準備が可能となります。

また、病院側はDPC入院期間を目安に地域との退院調整を早期に開始できるため、計画的かつ

図2-4-5 鹿児島大学病院 DPC コーディング支援体制

看護師長	HIM（診療情報管理士）↔医師	入院日に医師が決定した病名に基づき、DPCコーディング支援
	退院支援専従看護師↔HIM	HIMへの連絡（治療内容の追加・変更、入院期間に影響のある患者状態等
	退院支援専従看護師↔医師	入院期間がDPCⅢ期に至ることが予測される患者の入院長期化の理由調査

表2-4-2 ベッドコントロール担当師長の役割

毎朝の稼働状況をメールで知らせる
・当日の稼働見込み→3〜4日先の見込み
・当日の空床提供病棟の優先順位
・利用可能な空床数
・診療科毎の病床利用状況
病棟師長との連携
・病棟師長による調整が困難な場合の病床調整
・各診療科の急患者の受け入れ病床の調整
・救急科の患者の一般病棟への転棟調整
退院支援専従看護師やMSWとの連携（退院調整の進捗確認）
重症度、医療・看護必要度の状況を考慮した入退院調整
差額病床の申込管理と入室調整（病棟師長へ差額病床への受入れ依頼）
経営企画課との連携（病床運営に関するデータ分析等→関連会議への資料提示、報告等）
病床管理担当医師との連携（病床管理担当病院長補佐・連携センター長・副センター長等）
診療科（病棟医長）との話し合い

※2021年7月より副看護部長がベッドコントロール担当を担う

表2-4-3 効率的な病床運用と患者サービス

DPCを意識した病床マネジメント

DPC入院期間Ⅱの最終日を目標

患者サービスを考える
①患者・家族の積極的な治療への参画
②退院支援の充実につながる
・退院日（DPCⅡ最終日）を目安に地域との退院調整を早期に開始できる
・計画的かつ合理的な退院調整が可能となる
・患者のニーズに沿った退院支援
→退院した日から在宅サービスが提供されるよう調整できる（切れ目のない支援）

合理的な退院調整が可能となります。何より、患者のニーズに沿った退院支援を実現するために、退院した日から在宅サービスが提供されるよう切れ目のない支援につながります（表2-4-3）。

＊

　看護管理者の持つマネジメント力と看護部の組織力を活かし、他職種を巻き込んだ取り組みが効率的な病床運用を推進する秘訣ではないかと考えます。病床管理に必要な分析力、データ活用術、企画実行力、人材活用術など、当院の取り組みが少しでも、読者のみなさまのお役に立てれば幸いです。

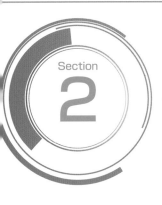

病棟運営にかかわる課題

⑤転倒・転落を減らしたい

「転倒・転落による患者の負傷のリスクの低減」は、JCI（Joint Commission International）の国際患者安全目標の6番目にあります。また、転倒・転落による障害の防止は、2017年度より、医療安全全国共同行動の11の行動目標の1つに取り上げられ、「システムアプローチとして物的対策を上手に組み入れたケアプロセス改善の実施と、看護師の人海戦術に頼らないチーム医療の推進によって、転倒・転落リスク軽減を目指す」ことが示されています。このように、転倒・転落よる負傷や障害リスクの低減の取り組みは、病院全体の課題となっています。

ここでは、入院患者の転倒・転落による負傷リスクの低減するために、データに基づき現状を把握し、患者のリスクアセスメントに着眼した取り組みを紹介します。

入院患者の転倒・転落の実態を知る

転倒・転落の実態をどのように把握すればよいでしょうか。インシデント報告システムから、転倒・転落の発生は多いのか、患者の損傷の状況はどうなっているのかを確認します。

一年間を四半期に分け、2019年Q1（第一四半期：4〜6月）から2021年Q1までの推移を図2-7-1に示しました。各四半期の入院患者の転倒・転落発生率は下記のように計算します。損傷度のレベルは表2-7-1に示します。

$$\frac{入院中の患者に発生した転倒・転落件数}{入院患者延べ数（人日）}$$

入院患者の転倒・転落による損傷発生率は、損傷度レベル2以上とレベル4以上を見ます。

$$\frac{入院患者に発生した損傷レベル2以上または損傷レベル4以上の転倒・転落件数}{入院患者延べ数（人日）}$$

※単位は‰：パーミル（×1000）

2019年度のQIプロジェクト結果報告書[1]によると、全国の転倒・転落発生率の1年間の結果は、平均値2.70‰、損傷発生率（損傷レベル2以上）は、平均値0.72‰、損傷発生率（損傷レベル4以上）は、平均値0.05‰となっています。こうしたデータを用いることで、全国の平均値と自院を比較したり、目標値とすることもできます。

例として、ある病棟の1年間の転倒転落数が30件、入院患者延べ数が12,000人だったとします。30÷12,000＝0.0025で、転倒率は、0.25％となります。損傷発生率も同様に確認できます。

図 2-7-1　入院患者の転倒・転落発生率、損傷率

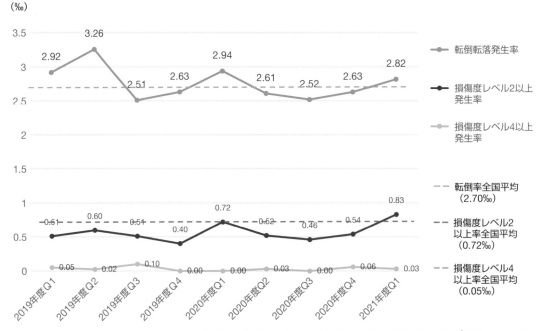

転倒率・損傷発生率平均は 2019 年度　日本病院会 QI プロジェクト参照

表 2-7-1　損傷度レベル

損傷度レベル	内容
1. なし	患者に損傷なし
2. 軽度	包帯、氷、創傷洗浄、四肢の挙上、局所薬が必要となった、あざ・擦り傷を招いた
3. 中軽度	縫合、ステリー・皮膚接着剤、副子が必要となった、または筋肉・関節の挫傷を招いた
4. 重度	手術・ギプス・牽引・骨折を招いた・必要となった、または神経損傷・身体内部の損傷のため診察が必要となった
5. 死亡	転倒による損傷の結果、患者が死亡した
6. UTD	記録からは判定不可能

転倒・転落のリスクアセスメントについて考える

　筆者の所属する NTT 東日本関東病院（以下、当院）が 2013 年まで使用していたアセスメントシートの分析では、転倒した際の患者のリスクアセスメントの分析において「歩行時のふらつき」「目立った行動」「自由意志で動ける」「転倒・転落の既往」「視力障害がある」「睡眠安定剤を使用している」の項目でリスクが高まり、「65 歳以上 9 歳以下」「骨・関節異常がある」「術後 3 日以内」

の項目では転倒リスクが低いことがわかりました。

　一方で、高リスクの患者が多く転倒しているのではなく、低リスク・中リスクの患者も多く転倒していることも明らかとなり、アセスメントシート自体を見直す必要が生じました。評価項目数が多く、アセスメントシートを記載すること自体が目的になっている傾向もあり、対策につながっていないことが考えられました。そこで、2014年から海外で広く使用されている Morse Fall Scale を導入し、リスクアセスメントを行うこととし、合計点数で、低リスク（0〜20点）・中リスク（25〜40点）・高リスク（45点〜125点）とし、リスク別看護計画を立案し、対応することになりました。

　さらに、リスクアセスメントのタイミングは、入院時、1週間毎に行っていましたが、検査や手術後の身体的・精神的な変化があると転倒リスクが高まることが予測されるため、アセスメントの機会を増やしました。その他、患者教育パンフレットの改訂やかかとのある履物の推奨、不眠時対症指示の院内統一などを行った結果、転倒・転落の発生は減少していきました。

転倒・転落件数増加の原因を探る

　しかし、転倒・転落の件数は2017年度から上昇傾向となり、再度、リスクアセスメントについて考えることとしました。転倒した際の患者のリスクアセスメント項目を分析すると、「転倒歴」「二次的診断（既往歴）の有無」「歩行補助」「点滴静注またはロック中」「足取り」「精神状態」のどれか1項目に顕著な傾向はなく、組み合わせにおいても特徴は見出せませんでしたが、どれもリスクアセスメントに必要な項目であることが確認できました。また、2018年度に転倒・転落に至った患者のリスク評価結果をみると、72%が高リスクであり、リスクアセスメントはおおむね適切であると考えられました（図2-7-2）。

　高リスクの患者に対して転倒・転落の対策を講じることで、転倒・転落を予防することができますが、リスクアセスメントは適切でも現実的に対策を講じるのが難しい状況にあるのではないかと考えました。実際、高リスクの患者が多いという現場の声もあり、有効な介入が行えない現状がありました。そこで、入院中の全患者のスクリーニング結果を確認すると、部署によって差はあるものの約3割が高リスクであることがわかりました。仮に50床の病床だとすれば15人の患者が高リスクであり、「移動時やトイレの際には必ず付き添い患者のそばを離れない」「患者毎にトイレスケジュールを立てる」「離床センサーやマットを使用する」など高リスク患者への介入は、実際に行えない場面もあることが推測されました。

　リスクアセスメントで高リスク患者と判断されるのは45点〜125点と幅広いため、高リスク患者のなかでもより転倒・転落につながる患者に介入するために、点数で区別できないか検討することとしました。2018年の転倒・転落発生直近のリスクアセスメントの合計点数と、それ以外のタイミングに行われたリスクアセスメントの合計点数についてデータ担当者が統計解析した結果、45点以上の場合に転倒・転落が起こる傾向があり、さらに、75点以上の場合により転倒・転落の起こる傾向があることが示されました（図2-7-3）。

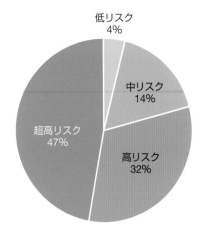

図 2-7-2 転倒した患者の
転倒前のリスク評価

低リスク
4%

中リスク
14%

超高リスク
47%

高リスク
32%

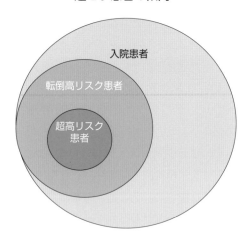

図 2-7-3 ベン図による転倒・転落を
起こす患者の傾向

入院患者

転倒高リスク患者

超高リスク
患者

　そこで、2019年7月からスクリーニングを実施し、合計点数45点以上のうち、75点以上を「超高リスク」とし、看護計画を立案し介入することとしました（表2-7-2）。この評価に従えば、「超高リスク」の患者の割合は約1割となるので（図2-7-4）、仮に50床の病床であれば5人の患者が超高リスクとなります。看護師は、リスクアセスメントシートによる評価を行わなくても、「この患者さん、転びそう。危ないな」と直感でわかることも多くありますが、その直感と超高リスクの評価という根拠があれば、予防対策が実践できるのではないかと考えられます。

　上記に加え、決められたタイミングでリスクアセスメントが行われているか、部署のリスクマネージャーの協力を得て調査を行いました。ルール上は、入院時、イベント（手術・侵襲的治療・検査・出産等）後の初回歩行時、歩行状態の変化時、精神状態変化時、定期評価（1週間毎）、転倒発生後、退院時に評価をすることになっています。入院時とイベント後の初回歩行時、定期評価、退院時には行われていますが、精神状態の変化時には行われていないことがわかりました。精神状態変化時にアセスメントが行われないのは、明確な基準がないことが評価されない理由であると考えられるため、この改善が課題となっています。せん妄や認知症のリスクアセスメントなどと関連づけて行っていくなどの検討が必要であると考えています。

　最近の転倒した患者の転倒前のリスク評価は図2-7-5のようになっており、転倒・転落に至ってしまう患者は、やはり「超高リスク」の患者が最も多いことがわかります。さらに、損傷度レベル4以上の有害な転倒・転落について、2018年度と2020年度を比較すると4分の1になりました（図2-7-6）。

　この結果から鑑みるに、決められたタイミングにリスクアセスメント評価を行い、「超高リスク」の患者に対して重点的に転倒・転落予防を行うことが、転倒・転落を減らす取組として有効であり、ひいては転倒・転落よる負傷や障害リスクの低減につながるのではないかと考えられます。

表2-7-2 転倒・転落スクリーニング表

1. 転倒歴 　（1 年以内の転倒歴を確認　覚えていない場合はなし）
○なし（0 点） ○あり（25 点）
2. 二次的診断 　（今回の入院となった疾患以外の病気を持っているか）
○なし（0 点） ○あり（15 点）
3. 歩行補助 　（伝い歩きとは壁や物を補助にしながら歩くこと、車いすは介助なしになる）
○ベッド上/看護師の介助なし（0 点） ○杖/歩行器/松葉杖（15 点） ○伝い歩き（30 点）
4. 静脈注射またはロック中
○なし（0 点） ○あり（20 点）
5. 足取り 　（弱い：椅子から立ち上がる際に、何かにつかまって立ち上がる 　損なわれている：椅子から立ち上がる際に机などを支えにしなければ立ち上がれない）
○普通/ベッド上/動かない（0 点） ○弱い（10 点） ○損なわれている（20 点）
6. 精神状態 　（過大評価とは、1 人でトイレに行けますか？の問いに看護師は無理と判断するが、「行ける」 　と答える患者）
○自身の能力を判断できる（0 点） ○過大評価/制限を忘れる（15 点） 転倒・転落スクリーニング点数　合計　[　　　　　] 転倒・転落防止介入 転倒・転落 スクリーニング点数合計 ○低リスク（0～20 点）……「転倒・転落のリスク状態」看護計画立案 ○中リスク（25～40 点）……「転倒・転落のリスク状態」看護計画立案 ○高リスク（45～70 点）……「転倒・転落のリスク状態」看護計画立案 ○超高リスク（75 点～）……「転倒・転落の超高リスク状態」看護計画立案

図 2-7-4 入院患者の転倒・転落のリスク評価

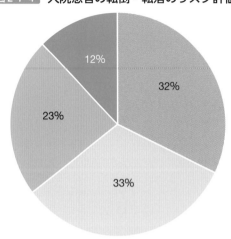

図 2-7-5 転倒した患者の転倒前のリスク評価

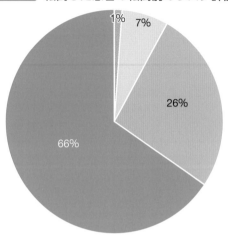

図 2-7-6 入院患者の損傷レベル 4 以上の発生率

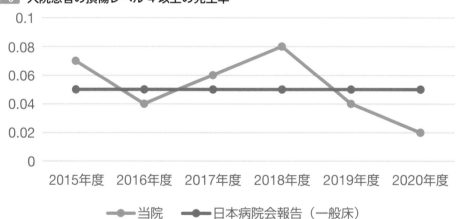

図 2-7-7　転倒・転落を減らすためのロジックツリー

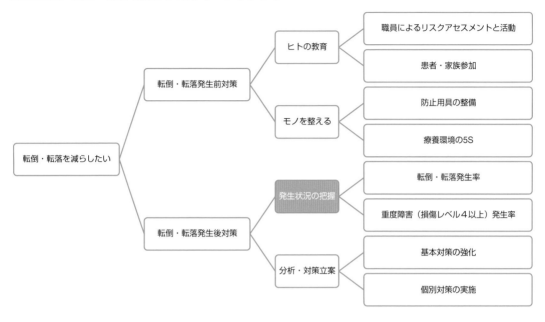

　転倒・転落のリスクアセスメントシートは病院によってさまざまであり、正解はないと思いますが、リスクアセスメントが適切に行われているか、予防対策が行われているかをモニタリングし、転倒・転落が減っているか、なかでも特に有害な転倒が減っているのかを確認することが重要であると考えます。ロジックツリーで表現すれば、**図 2-7-7** のようになります。

📖 引用・参考文献

　1) 一般社団法人日本病院会「2019 年度　QI プロジェクト結果報告」

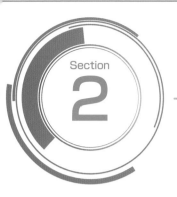

病棟運営にかかわる課題

⑥アウトソーシングを活用したい

アウトソーシング（業務委託）とは

　アウトソーシング（Outsourcing）とは、業務に必要な人やサービスを、外部（アウト）から調達（ソーシング）するという意味です。アウトソーシングでは、自社の特定の業務を、より特化した外部の専門業者に発注することになります。そうすることで、単なるコスト削減だけではなく、業務の品質を高めることも可能になります。

　看護部門の業務には看護専門職でなくてもできる業務がたくさんあります。病院内で最も多い職員を抱え、外来・病棟・中央診療部門など院内のほとんどの部署で業務を行っているために、院内で新しい業務が発生すると、とりあえず看護部門に任されてきたという経緯があるからです。

　一方、働き方改革推進として、「長時間労働の抑止」「正規・非正規の不合理な待遇差の改善」「多様な人材の活躍促進」が掲げられており、各医療機関では「職員が働きやすい環境づくり」や「労働生産性の向上」を実現するために、新しい取り組みが求められています[1]。看護管理者は、看護師の人的資源をより付加価値の高い重要なコア業務に投入するために、それ以外の業務をアウトソースするという選択を視野に入れ、業務改善を図っていく必要があります。

アウトソーシングのメリット

　アウトソーシングによって、業務の処理速度が上がり、品質を高めることが期待できます[2]。病院内で既にアウトソーシングが進んでいる看護関係の事例としては、ベッドメイキング、材料部門における洗浄滅菌業務、院内物流管理システム（Supply Processing Distribution：SPD）、患者受付業務などがあります。アウトソーシング業者は、顧客のニーズに対応すべく、その分野に関する多くの知見がある場合が多く、さまざまな技術やノウハウを習得しています。そのために、アウトソーシングの業務が開始されたときに、一からすべてを教える必要がなく、受け入れる側の負担を軽くすることができます。さらに、自分達が何人もの職員で対応しなくてはならない業務に対して、専門業者はより短期間で効率よく対応できることがあります。病院側の担当者は、自院のことしか知らないわけですが、専門業者はさまざまなクライアントから業務を委託されているため、より効率的な業務処理の手法を取り入れていることもあります。

　また、アウトソーシングには、人件費を抑えるというメリットがあります。職員として採用し固定した人件費で賄うよりも、アウトソーシングして変動費としたほうが、限られた経営資源を有効活用することができます。

アウトソーシングのデメリット

　アウトソーシングでは、外部の技術やノウハウを活用することで、時間とコストを節約できます。その反面、自分たちの病院内には技術やノウハウが蓄積されません[2]。たとえば、SPD に委託すると、診療材料の請求や在庫管理が看護師の手から離れます。それとともに、どれほどの種類や量の診療材料を使いながら、患者さんの治療やケアに当たっているのか、看護管理者は把握できなくなっていきます。ちなみに、読者である看護管理者のみなさまは、ご自身の部署で1番消費している、あるいは金額的に最も多く使っている治療用消耗材料は何かご存じでしょうか。外部に委託してよい業務であるからアウトソーシングしているわけですが、看護管理者は管理に必要な情報を把握しておくべきです。このように、アウトソーシングすることで、業務内容を把握しにくくなり、業務の効率化や品質管理のコントロールの厳密さが損なわれる可能性があります。看護管理者は委託業者に任せきりにすることなく、業務内容を可視化したり、綿密なコミュニケーションを図ったりすることで、状況を把握しておく必要があります。

　さらに重要な点は、情報漏洩のリスクがあるということです。アウトソーシングすることによって、患者さんの要配慮個人情報を共有する機会が増え、漏洩するリスクも高まります。アウトソーシングする際には、情報漏洩のリスクを最大限考慮したうえで、発注する業者の契約実績や教育内容、バックアップ体制などについて慎重に検討し選定するべきです。

アウトソーシングと派遣の違い

　派遣は、人材自体を提供するサービスであるため、その人材の労働に対して対価が支払われます。一方、アウトソーシングは、業務や成果物を提供するサービスですので、業務が行われたことや成果物に対して支払いが発生します。また、契約の形態に関しては、派遣の場合、派遣業者と派遣を受け入れる医療機関が労働派遣契約を結びます。一方、アウトソーシングでは、業務を丸ごと委託することになり、アウトソーシングを活用する医療機関と、提供する企業との契約になります。

　看護管理者はアウトソーシングと派遣の違いを理解しておく必要があります。すなわち、業務委託契約（請負労働者）および派遣契約（派遣労働者）について、労働者派遣法令による違法派遣等に留意しなければなりません。アウトソーシングの場合、請負人は「業務の完成」と引き換えに医療機関から委託料を受け取るのであり、医療機関に指揮命令権はありません。この指揮命令権の有無が派遣契約との大きな違いであり、アウトソーシングのための業務の種類や量が明確に示された仕様書作成が極めて重要となります。

鹿児島大学病院におけるアウトソーシング

　筆者の所属する鹿児島大学病院では病院再開発が進んでおり、ハード面のみならず、患者サービスなどソフト面の強化を併せて実現する目的で、2019 年 8 月に病院機能評価を受審しました。こ

表 2-5-1 外来補助業務一覧（仕様書例）

業務内容（月～金曜日）	業務時間・件数 午前	業務時間・件数 午後
①受付業務		
1 窓口での患者・家族等への対応・書類等の取扱い 　患者連絡票受け取り 　持参書類（紹介状・CD-R等）確認、リーディング、CD-R取り込み等 　（DPCに関する業務、管理料に関する業務等は除く） 　診療終了後の患者へ予約票渡し	20～100件 外来（初・再診）により対応件数違いあり	5～40件 外来（初・再診）により対応件数違いあり
2 電話対応と担当者への取り次ぎ 　予約変更、取得、変更、患者と各診療科の取次など	30～50件	20～30件
3 その他窓口訪問者への対応と担当者への取次ぎ	20～40件	20～40件
②検査・診察関連業務		
1 患者・家族等等への対応・書類等の取り扱い 　ア．必要書類・同意書等の確認と準備（ファイルにセット）、及び診察室への運搬 　（検査結果用紙出力（採血・エコー・CT・ABI等）含む） 　イ．待機中の患者確認と検査・診察などに関する説明	10～80件	5～40件
2 検査・治療室、入院支援室、各科外来・病棟への案内（当日体調不良等により車椅子移動となった患者の移送やストレッチャー移送補助を含む。ただし、看護師より事前に指導を受けておくこと。）	10～30件	5～20件
3 基本情報用紙、問診票等への記載依頼と記載漏れ確認	30～50件	10～30件
4 検査・診察後の対応 　院外処方箋・次回予約票・紹介状・返書など必要書類の患者・家族への手渡し 　（院外処方箋への主治医押印など必要事項の確認と、患者・家族等への説明を含む）	20～100件	5～40件
③物品管理業務		
1 物品受領と倉庫への収納及び消耗品等補充	20～30分	20～30分
2 医療器材管理部需給器材の入力（納品及び返品器具・器材の端末入力処理）	10～20分	
3 入庫出庫の入力（納品の受入及び払い出しの端末入力処理）		10～20分
4 棚卸し業務		60分（3カ月に1回の月末のみ）
5 材料庫、各種収納棚への物品・医療消耗品の補充		10～20分
6 検査スピッツ等の補充	5～10分	5～10分
7 消耗品の補充	5～10分	5～10分
8 医療器材管理部への返却業務	10分	

業務内容（月～金曜日）	業務時間・件数 午前	業務時間・件数 午後
④事務業務		
1 持ち込み画像、紹介状、検査関係書類等の確認及び整理、返却		60～90分
2 診察予約と予約に付随する業務 　（ア）電子カルテの外来患者一覧の口腔保健科の【新患】の患者を抽出して、エクセル表に入力する。 　（イ）THINKの外来患者一覧の口腔保健科への往診依頼の患者を抽出し、共有フォルダ内の往診一覧表に入力する。 　（ウ）医科全診療科の入院中、入院予定患者で周術期管理の必要な患者に対し口腔保健科の予約入力を行う。 　（エ）地域医療連携システムへ紹介患者に関する情報を入力する。 　（オ）予約変更をオーダー上に入力する。 　（カ）予約変更した場合は、その旨の情報共有を図る。		5～20件
4 診察予約患者の一覧出力、受診予約患者毎の検査・診察内容確認及び抽出		10分
5 患者への電話連絡（検査日・入院日等の連絡と再確認の電話）		10～20分
6 紹介状・返書の郵送		10～30分
7 各種書類のコピー等の事務補助	20分	30分
8 電子カルテへのスキャン取り込みと、取り込み後の整理（患者症状ヒアリング、薬服用等医療や治療内容に関する項目除く）		10～30分
9 検査予約、予約枠の変更・調整（他部署にまたがる予約、ドクター確認が必要な予約に関しては除く他部署予約複雑かつミスにつながる予約は除く）		10分
10 検査オーダーの確認	30～50件	10～30件
⑤臨時搬送業務		
1 医療機器返品・受け取り（医療器材管理部）、薬剤受け取り（薬剤部）	10～30分	10～20分
2 検体・書類・CD-R・物品等の関係部署への移送と関係部署からの受け取り	10～20分	10～20分
3 ベッド・ストレッチャー・車椅子等の運搬（患者移送を除く）	30分	10～20分
⑥環境整備		
1 各室の環境整備（窓口、スタッフステーション、診察室等の棚・机等の整理・整頓、清掃） 　（使用後医療器具洗浄は除く。）	5～10分	5～10分

れを契機として、委託の是非に関する検討や委託後の業務管理について検討し、組織的な改善が進みました。

　2018 年度中に複数年契約による契約期間が満了する委託業務のうち、特に「中央診療部門等補助業務」と「外来補助業務」について、より効率的な業務委託となるよう業務内容を精査したうえで、統一した業務委託に見直しを行いました。対象となった中央診療部門と外来部門の業務の洗い出し（表 2-5-1）と、それに係る必要人員タイムテーブルを作成しました（表 2-5-2）。その際、受付業務等で人員配置が必須となる業務であっても、時間ごとの業務量等に応じた人員配置と時間にとらわれない業務を組み合わせることなどにより、効率的に業務が行える仕様となるよう留意しました。また、委託する業務については、委託後の評価が行いやすいように、できるだけ量を明確にして「見える化」に留意しました。

　病院のほぼ全域にわたる範囲の補助業務をまとめ、一社に任せる決定を行い、2020 年 4 月から協働が始まりました。現在、委託業者は代替要員も含めると 90 人規模の委託従事者で当院業務の運営を支援しています。1 社にまとめた成果として、病院の異なる部署の業務を計画的に教育し対応できる要員の育成に努めているために、欠勤の際の代替要員の融通性が高まりました。また、全体的な作業量を見て、当初の予定と異なっていた場合、直ちに再配置ができます。委託労働者を初めて受け入れる部署や初めて協働する当院のスタッフの中には、委託労働者に直接指示を出せないことに戸惑い困惑する場面も見受けられました。「こういう場合、誰に言えばいいの。どこへ連絡すればいいの」という現場の問題解決や苦情処理が迅速に図れる体制整備を急ピッチで進めました。委託業者の当院の現場におけるガバナンスは試行錯誤を重ね、十分機能するまでに約半年を要しました。

　契約に基づいて協働する関係性のなかから、互いに良好なパートナーシップが発揮でき、当院の生産性の向上の一翼を担えるような職場環境を維持できているか、看護管理者は絶えず目配り気配りが求められます。このような関係性のうえに、看護師の人的資源をより付加価値の高い重要なコア業務に投入することができるようになりました。

📖 引用・参考文献
1) 厚生労働省　「働き方改革」の実現に向けて
〈https://www.mhlw.go.jp/stf/seisakunitsuite/bunya/0000148322.html〉（閲覧日 2021 年 9 月 10 日）
2) 病院機能評価　機能種別版評価項目　一般病院 3＜3rdG：Ver. 2.0＞解説集. 公益社団法人日本医療機能評価機構，2017.

表2-5-2 外来の受付業務に係る必要人員タイムテーブル

仕様書（例）	月曜日									火曜日							
	8	9	10	11	12	13	14	15	16	8	9	10	11	12	13	14	15
内科	①8：00〜16：00									①8：00〜16：00							
	②8：15〜16：00									②8：15〜12：15							
	③8：15〜12：15									③8：15〜12：15							
	④8：15〜12：15																
放射線科	①8：15〜12：45									①8：15〜12：45							
整形外科・リウマチ外科	①8：15〜16：00									①8：15〜12：45							
眼科	①8：15〜15：00									①8：15〜13：00							
小児科	①8：15〜12：45									①8：15〜15：00							
内視鏡室	①8：30〜17：15									①8：30〜17：15							
皮膚科	①8：30〜15：00									①8：30〜16：00							
耳鼻咽喉科・頭頸部外科	①8：30〜15：00									①8：30〜15：00							
										②9：00〜16：00							
産婦人科	①8：30〜15：00									①8：30〜15：30							
										②8：30〜13：00							
泌尿器科	①8：30〜15：00									①8：30〜15：00							
麻酔科	①8：30〜15：00									①8：30〜15：00							
脳神経外科	①8：30〜15：00									①8：30〜15：30							
										②9：30〜16：30							
消化器外科 乳腺・甲状腺外科	①8：30〜15：00									①8：30〜15：00							
	②8：30〜15：00																
心臓血管外科 呼吸器外科	①8：30〜15：30									①8：30〜16：00							
										②8：30〜15：30							
小児外科	①9：30〜14：00									①8：30〜15：00							
精神科	①8：30〜15：00									①8：30〜15：00							
歯　科	①8：30〜17：00									①8：30〜17：00							
	②8：30〜17：00									②8：30〜17：00							
	③8：30〜17：00									③8：30〜17：00							
	④8：30〜17：00									④8：30〜17：00							
総時間	141									152.75							

※放射線科においては、前日までに連絡がある場合において 8：30〜17：00 の間の 6.5 時間とする。
███：休憩を 1 時間とるものとする。

水曜日	木曜日	金曜日
9 10 11 12 13 14 15 16	8 9 10 11 12 13 14 15 16	8 9 10 11 12 13 14 15 16
①8：00～16：00	①8：00～16：00	①8：00～16：00
②8：15～15：15	②8：15～15：15	②8：15～12：15
：15～12：15	③8：15～12：15	③8：15～12：15
8：15～12：45	①8：15～12：45	①8：15～12：45
①8：15～16：00	①8：15～12：45	①8：15～15：45
②10：00～14：00		
①8：15～15：00	①8：15～13：00	①8：15～13：00
8：15～12：45	①8：15～12：45	①8：15～12：45
①8：30～17：15	①8：30～17：15	①8：30～17：15
①9：30～16：00	①9：30～15：00	①8：30～15：00
①8：30～15：00	①8：30～15：00	①8：30～15：00
	②9：00～16：00	
①8：30～15：00	①8：30～15：00	①9：00～15：00
	②8：30～13：00	
①8：30～16：00	①8：30～14：00	①8：30～15：00
②9：00～16：00		
	①8：30～15：00	①8：30～15：00
①8：30～15：00	①8：30～15：30	8：30～16：00
	②9：30～16：30	
①8：30～15：00	①8：30～15：00	①8：30～15：00
②8：30～15：00		
①8：30～15：00	①8：30～15：30	①10：00～14：30
①9：30～14：00	①8：30～15：00	①9：30～14：00
①8：30～15：00	①8：30～15：00	①8：30～15：00
①8：30～17：00	①8：30～17：00	①8：30～17：00
②8：30～17：00	②8：30～17：00	②8：30～17：00
③8：30～17：00	③8：30～17：00	③8：30～17：00
④8：30～17：00	④8：30～17：00	④8：30～17：00
141.25	143.5	126.5

705

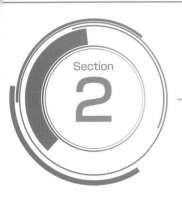

病棟運営にかかわる課題

⑦医療材料を管理したい

治療用消耗材料の管理は看護管理者の腕の見せ所

　病院経営は、医業収益と医業費用のバランスの上に成り立っています。図2-6-1は、鹿児島大学病院（以下、当院）の2019年度と2020年度の診療報酬稼働額、医業費用、医療費率を示したものです。医業費用のうち約半分は投薬注射用薬品であり、次に多いのが特定治療材料、治療用消耗材料の2つで約4割を占めています。投薬注射用薬品と特定治療材料は、薬価や償還価格がそれぞれ決められており、使用したらそれらの価格を請求できますし、また、購入価格を低く抑えることで差益が生じたら病院の利益になります。

　一方、治療用消耗材料は手技料や管理料等に含まれており、別に算定することはできません。使ったら使っただけ病院の支出になります。当院では院内物流管理システムを1992年に導入しており、当時は特定治療材料の購入費を10とすると、治療用消耗材料費は5〜6という割合でした。その後感染制御に関する注意喚起が進み、患者ごと、処置行為ごとにマスク、手袋、ガウン等を付け替えるようになり、治療用消耗材料費が特定治療材料費に迫る勢いで増加の一途をたどっています。

　2年間の推移のなかで、特定治療材料費の割合は20%で変わりませんが、治療用消耗材料費は17%から18%に増えています。この1%の増加は適切と言えるでしょうか。これらを判断する際の1つの考え方を示します。

　2019年度を1とした時に、2020年度の診療報酬稼働額の増は1.039倍です。特定治療用材料費は1.020倍の増です。治療用消耗材料費は1.073倍に増えています。すなわち、収益の増に対して、治療用消耗材料費の増は多過ぎるという判断になります。費用に換算すると約5,600万円です（17億6,423万円−（16億4,410万円×1.039））。2020年度はCOVID-19の流行に伴い、当院も中等症以上の症例を受け入れたため、例年以上にマスクや手袋、ガウン等の消費が増えたことが一因と考えられます。

　治療用消耗材料の多くは看護師が治療やケアを行う際に使っています。したがって、治療用消耗材料の消費をできるだけ低く抑え、病院経営の健全化に寄与することは、看護管理者の腕の見せ所と言えます。手始めに、自部署の治療用消耗材料の消費実績の把握と、何から手をつければよいか考えてみましょう。消費実績の把握は、事務部門の担当係に出向いて、自部署の治療用消耗材料の購入量と費用、それから年次推移を見るために、ある程度の期間も考慮してデータを依頼してください。上述したように、治療用消耗材料費の伸び率と診療報酬稼働額の伸び率、あるいは延べ患者数の伸び率などと比較して、材料費の伸び率の適切性を判断してください。材料費の伸び率が上回

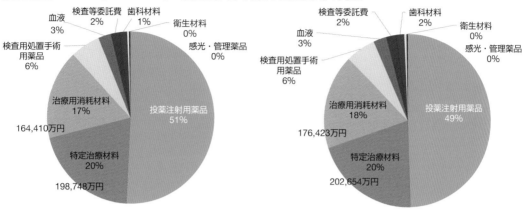

図2-6-1 **2019年と2020年の鹿児島大学病院の医業費用の内訳**

2019年度の医業費用（976,290万円）

診療報酬稼働額：2,486,087万円
医療費率：39.3%

2020年度の医業費用（996,412万円）

診療報酬稼働額：2,583,396万円
医療費率：38.6%

るときは、伸び率の差の分だけ改善の努力を行うという数値目標が設定できます。そして、その改善の対象となる治療用消耗材料については、最も購入量が多いもの、あるいは購入費用が高いものに焦点を絞れば、効果がすぐに表れます。効果が見えてくると、スタッフのモチベーションの維持にもつながります。

SPD導入の判断と費用対効果

　従来の物品請求方式のような煩雑さを解消し、効率的な物品管理を実現するため、最近では「SPD（Supply Processing & Distribution）システム」といわれる仕組みが普及しています。米国の医療コンサルタントが1966年に提唱したシステムに端を発するもので、物品管理機能を一元化してすべての供給物品の搬入、処理、再生、保管、発送を集中管理するシステムのことを言います。日本の医療機関にSPDが導入されたのは、1991年に大手医薬品卸会社が、大学病院や労災病院から受託したのが最初だと言われています[1]。

　SPD導入により期待できるメリットとして、医療材料購入総額の削減、看護スタッフの負担軽減、在庫管理・原価管理の徹底、保険請求漏れ防止、発注・管理業務の簡素化・効率化、物品の質・安全性の保障、院内スペースの有効活用があげられています。これらはいずれも、現在、多くの医療機関が抱えている課題の解決策と成り得るメリットと言えます。しかし、SPDを導入さえすれば、人員が削減でき、業務効率化が実現し、病院経営を改善できると短絡的に結論づけることは間違いです。必要なことは、病院経営のなかで医療材料が占める割合と重要さを知ること、さらには問題点がどこにあり、その解決のためには何をすべきかを医療者側が十分に検討してから、導入を決断することが肝要です。

　当院においては、1992年から病院全部署で稼働している物流管理システムにより、部署ごとの

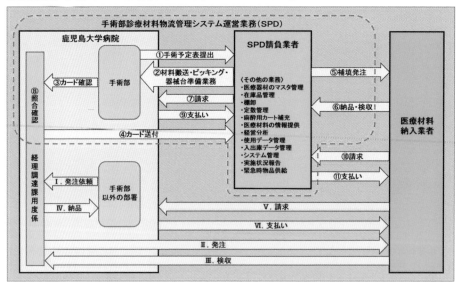

図 2-6-2 手術部の医療材料管理に関する SPD の運用

在庫管理が実現していました[2)3)4)]。請求・入庫・出庫を部署が行うことで、部署ごとの在庫状況をオンライン画面で確認でき、在庫を見える化することで在庫量の低減を図ることができました。また、1997 から手術オーダリングシステムも開始され、術中の検査、処置、薬剤、特定保険材料をすべてバーコード・スキャン入力により簡便に入力できるようにしました[5)]。

その後、DPC の導入により入院期間短縮が進み、入院患者数の増などにより、手術件数が増加傾向を示すようになり、手術部看護師が手術業務に専念できる環境整備を行うことが急務となりました。病院内における特定治療材料の8割を手術部で消費していること、手術部における医療材料の管理に、棚卸だけでも1カ月に5人の看護師が携わっていることなどを考慮し、手術部へのSPD 導入を検討しました。また、今後も手術件数が伸びることが予測されたため、多種多様かつ大量の医療材料の管理は、2016 年4月から専門の SPD 業者への委託が行われるようになりました（図 2-6-2）。

看護部からは、各外来・病棟の医療材料管理についても SPD へ委託できないか検討してほしいという要望が出されましたが、費用対効果と各部署の在庫量の低減により在庫管理が容易にできるという点から、SPD への委託は見送られました。

財務の視点から見た在庫の意味

管理者研修において、看護管理者は「適正在庫管理」という言葉を好んで使うように感じていますが、何をもって「適正」と言うのでしょうか。一方では「在庫を減らすように」と常に言われます。しかし、スタッフに伝えると、「師長さん、在庫が切れて治療やケアに支障が出るより、多少はダブついても、在庫を多めに抱えて何が悪いんですか」と問われます。看護管理者のジレンマの

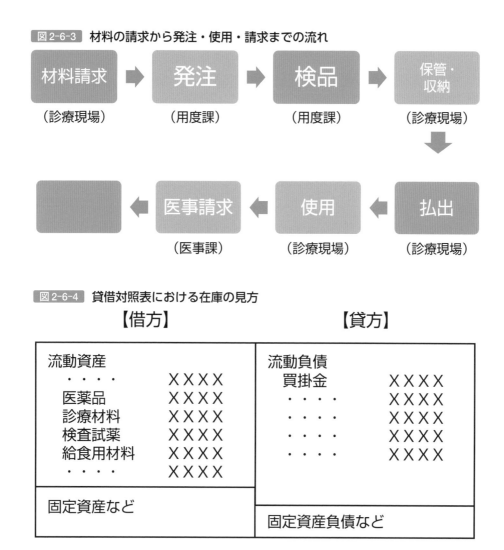

図2-6-3　材料の請求から発注・使用・請求までの流れ

材料請求	→	発注	→	検品	→	保管・収納
（診療現場）		（用度課）		（用度課）		（診療現場）

		医事請求	←	使用	←	払出
		（医事課）		（診療現場）		（診療現場）

図2-6-4　貸借対照表における在庫の見方

【借方】　　　　　　　　　　　　　　【貸方】

流動資産		流動負債	
・・・・	××××	買掛金	××××
医薬品	××××	・・・・	××××
診療材料	××××	・・・・	××××
検査試薬	××××	・・・・	××××
給食用材料	××××	・・・・	××××
・・・・	××××		
固定資産など			
		固定資産負債など	

１つではないでしょうか。図2-6-3に医療材料に関する診療現場からの請求、そして事務部門における発注から医事請求までの一般的な流れを示しました。在庫は保管・収納に当たる部分です。在庫が多いということは、使用量より請求量が多いということになります。このような状況は、使用量の把握ができていないということに他なりません。

図2-6-4は、略した貸借対照表を示したものです。「資産の部（流動資産）」のなかに、「医薬品」「診療材料」「検査試薬」という勘定科目があります。これらの合計が在庫の大きさを金額で表したものです。すなわち、在庫量（金額）が多いほど、流動資産は大きくなります。また、これらの代金の未払い分は、流動負債の「買掛金」に計上されます。たとえば、使用量の１カ月分（100万円）が在庫にあり、２カ月分（200万円）の未払いの代金があるとしたら、「流動負債」は「流動資産」の２倍になり、短期の支払い能力が悪い医療機関とみなされてしまいます。また、医業費用

として計上できる金額は購入金額ではなく、実際に使用した材料の金額になります。したがって、先ほどのスタッフの素朴な疑問に対する回答は、「在庫を多く抱え過ぎているという状況は、返す当てのない借金を多く抱えている状況と同じ」と教えてあげてください。

処置・物流・看護記録の連動

　当院においては、2013年より処置オーダリングシステムとそれに関連した指示システムを導入しました。処置と看護ケアの項目には重複しているものが多く、また、看護師は実施したことを看護経過記録に入力するという業務の流れが定着しているという点から、看護経過記録に入力することで、処置の実施入力もできるというシステム機能を検討しました。具体的には、看護マスタと処置マスタの連携を図り、看護計画に処置と重複する項目が含まれていると、看護経過記録画面で実施入力をしたタイミングで処置オーダと連動し、医事システムの算定に必要な項目が次々に画面に表示されます。看護師は該当する項目を選択し入力するか、もしくは償還価格が設定されている特定保険治療材料を使用した場合にはバーコードを読み取れば、処置と診療材料が関連付けられて記録されます（図2-6-5）。

　本システムを開発するに当たり、工夫した点が2つあります。1つは、酸素吸入やドレナージなどの継続した処置の場合、開始翌日〜終了日前日まで毎日処置オーダを患者単位で開いて、個別に入力しなければ、医事会計に反映しないということを開発担当SE（システム・エンジニア）に告げられました。システム化することで、従来の伝票運用より面倒になるということは、到底容認できるものではありません。また、看護記録に実施の記録がないのに、処置オーダで料金徴収のためだけの実施入力があるという不整合も当然起きます。システム開発は現場の問題点がわかる専門職と、システム開発の専門家であるSEが知恵を絞り合うことで、だいたいの問題は突破できます。この問題点の解決策として、開始翌日以降は、毎日暦日を超える直前に、中止や終了の指示がないかどうかをシステム内で調べ、なければオーダ側で実施のデータを自動的に作成し、医事会計システムにつなぐということを実現しました。したがって、看護師の看護経過記録への実施入力は、従来通り開始と終了の入力を行うだけで、日々の処置オーダ実施入力を不要としました。

　2つ目は、処置の場合、医師の指示が事前になくても、看護師が先に処置する必要が生じる場合があります。例を挙げると、創部からの浸出液が多い患者さんに対して、医師の指示がないからといって、指示が出るまで待つわけにはいきません。このような場合には、看護師が創部のガーゼ交換を行い、「確定（承認依頼）」を押して登録します。主治医が電子カルテを開くと、TODOリストに看護師が承認依頼した処置が反映しているので、医師は内容確認後「承認」の登録を行います。この一連の操作によって、電子カルテに医師の指示のもとに看護師が実施したという記録が残ります。このことは、患者の個人記録に医師の指示が記載されていることという保険診療の原則に則って実現した機能です。

図2-6-5 看護記録と処置実施入力の連動機能

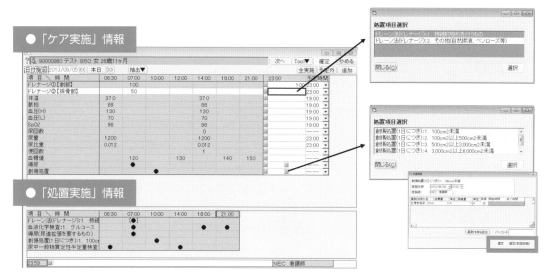

看護「ケア実施入力」画面より、「ケア実施」を登録する際、ケア行為と処置行為のマスタ連携により、「処置オーダ（処置項目選択）」画面及び「処置実施」画面が自動展開する入力支援機能

📖 引用・参考文献 ··

1) 日本医療マネジメント学会監. SPDとは？　SPD研究会の役員に聞く. イザイ. 第2号. 2006, 30―33.

2) 宇都由美子. イザイの可視化に挑む　ストックからフローへ～鹿児島大学病院の物流（医事請求）システム～. イザイ. 第1号. 2006, 54―57.

3) 宇都由美子, 有馬純子, 下堂薗権洋. イザイの可視化に挑む　物流システムの進化～鹿児島大学病院の場合～. イザイ. 第2号. 2006, 68―71.

4) 宇都由美子. イザイの可視化に挑む　節減と資産管理, そして診療材料の安全な管理～鹿児島大学病院の場合～. イザイ. 第4号. 2007, 80―83.

5) 白尾一定, 吉中平次, 藤村剛, 上村祐一, 大山勝, 宇都由美子, 熊本一朗. 手術オーダリングシステムの開発. 国立大学附属病院医療情報処理部門連絡会議シンポジウム論文集, 1997, 133―136.

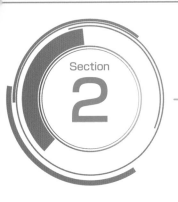

病棟運営にかかわる課題

⑧無駄な業務を洗い出したい

仕事が上乗せされる看護業務の現状

医療・看護の現場では、日々の業務課題に対する対応や2年毎の診療報酬改定等により発生する新たな業務が、次々と積み重ねられてきている現状がないでしょうか。本来であれば、新たな業務が追加されたタイミングで既存業務を見直し、業務手順の最適化が必要となりますが、慢性的な業務過多、人員不足等によりその余裕がなく見直しにまで手が回らないのが実情だと思います。

一方、医療分野のICT化は急速に進み、多くの専門病院、急性期病院が電子カルテを導入しています。電子カルテは、紙カルテよりはるかに多くの情報量を持つ反面、実施記録等に代表されるように、看護師が実践した内容を証明するものとして記録関連業務は確実に増加していると言われています。このような、電子カルテに代表されるICTの導入により発生した追加業務に対しても、効果的な最適化は図れていないのではないでしょうか。現状の業務内容やその所要時間を簡便で正確に把握できるシステムと、得られたデータに基づく継続的な医療・看護業務改善の仕組みが、今こそ必要とされています。

看護におけるタイムスタディの必要性

2003年度に特定機能病院がDPCを導入して以降、医療現場の効率化、標準化の進行は速度を増しています。なぜならば、DPCでは疾患ごとに1日当たりの診療報酬による点数と日数が設定され、入院期間が長くなると収益が下がるため、多くの病院が必要最低限の入院日数を目指すようになったからです。入院患者の平均入院日数は年々減少していくなかで、これまで長期間の入院中に実施していた検査、治療、処置等が短期間に集中して行われることになり、それだけ看護師が行う業務内容も過密化してきたと言えます（図2-8-1）。

日本看護協会が実施した看護職員実態調査（2011年）の結果を見ると、職場における悩み・不満を尋ねた設問に対し、「業務量の多さ」（57.9%）が、「医療事故を起こさないか不安である」（61.6%）に次いで2番目に多い結果となっています。

このような状況もあり、2016年10月には『新たな医療の在り方を踏まえた医師・看護師等の働き方ビジョン検討会』が厚生労働省内に設置され、医師や看護師の生産性向上に向けた議論が開始されましたが、そこでも看護領域においてこれまで以上に看護の質を担保しながら、看護業務の効率性を向上させていかなければならないと結論づけられています。これを実現するためには、客観的データを収集し、繰り返し業務改善策を実施していかなければならないと考えます。その1つの方法として、看護業務量調査（タイムスタディ）は有効なツールであると言えます。

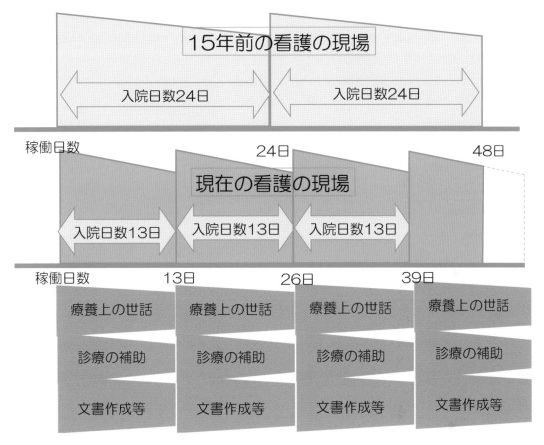

図 2-8-1　看護現場の変化（概念図）

データを活用して、「ムダ・ムラ」を可視化する

　看護業務量調査を実施している施設は多くありますが、なかなかその結果を活用して業務改善につながらない場合が少なくありません。

　その原因の1つは、「看護業務量調査を実施する」ことが目的になってしまい、実施したデータを「何に」「どのように」活用するのかが明確にされていないからだと考えます。したがって、まず無駄な業務を洗い出すことによって、何を実現したいのかという「目的」を明確にしておくことが重要です。

　例えば、A 病院では看護記録が大変だという現場からの意見が多く寄せられました。ただ、看護記録といってもさまざまな記録があるため、「何がボトルネックとなっているのか」は不明瞭でした。そこで、入院日数が短縮化するなかで、看護記録の現状がどのように変化したのかを議論し、「入院時に実施している看護記録において、どのような内容に時間を要しているのかを明らかにする」ため、入院時に実施している看護業務 29 項目についてタイムスタディを実施しました。

表 2-8-1 入院時看護業務 29 項目に関する平均所要時間と標準偏差

	平均所要時間（分）	標準偏差
看護プロファイル聴取（アナムネ聴取）	25.5	16.6
胸部レントゲンなどの検査だし	23.5	15.97
看護プロファイルからのアセスメント、統合アセスメント	18.0	14.79
院内処方処理	17.1	23.72
看護診断立案	16.2	10.68
看護初期計画	13.4	11.76
持参薬処理	12.9	10.45
入院時指示受け（コーディネータ、受け持ち看護師）	9.6	11.93
病棟案内	8.5	5.38
採血	8.3	5.22
入院診療計画書入力	7.6	4.98
バイタルサイン	6.6	3.76
入院時オリエンテーション	6.6	4.41
実施入力	5.6	4.37
患者状態入力（看護度、看護必要度など）	5.0	3.86
退院リスクスクリーニング用紙入力	4.5	4.17
病室への案内	4.1	3.95
食事関連	3.9	3.97
処置オーダ	3.5	3.22
日常生活自立度判定及び褥瘡危険因子評価	3.2	3.73
身体計測	3.2	2.47
服薬自己管理基準書入力	2.2	1.77
転倒転落アセスメントシート入力	2.2	1.77
転倒転落防止対策入力	2.0	1.37
リストバンド装着・確認	2.0	1.37
スタッフ紹介	2.0	1.56
入院確認	1.9	1.79
処置オーダ実績入力	1.8	1.35
栄養管理計画書入力	1.6	1.12
総平均所要時間	222.5	84.67

その結果、平均所要時間が最も長い業務10項目中に「看護プロファイル聴取（アナムネ聴取）」「看護プロファイルからのアセスメント、統合アセスメント」「看護診断立案」「看護初期計画」が含まれていることが明らかとなりました（表2-8-1）。

この結果をもとに、根本的な解決策として、「何を看護記録に残したいのか」という議論を重ね、大切なことは「実践を証明するための看護記録」となっていることであり、目指す看護を実践するための看護記録となるよう、看護記録の手法を見直すことになりました。

このように、現場で感じている困難さや課題を可視化し、課題の本質を議論することができれば、単なる小手先の方法だけを見直すのではなく、より実りのあるカイゼン活動につなげることができると考えます。

📖 引用・参考文献
1) 岡田みずほ，小渕美樹子，佐田明子，斎藤美保，岡田純也，松本武浩他. 電子カルテ採用病院における入院時看護業務の現状と課題. 日本医療マネジメント学会雑誌. 16 (1), 2015, 42—47.
2) 公益社団法人日本看護協会「日本の医療を救え～看護職の健康と安全を守ることが患者の健康と安全を守る～」
〈https://www.nurse.or.jp/nursing/shuroanzen/jikan/〉（2021年8月30日閲覧）
3) 公益社団法人日本看護協会「1999年　病院看護基礎調査　日本看護協会調査研究報告」〈https://www.nurse.or.jp/home/publication/research/pdf/59.pdf〉（2021年8月30日閲覧）
4) 公益社団法人日本看護協会「2003年　病院看護実態調査　日本看護協会調査研究報告」〈https://www.nurse.or.jp/home/publication/research/pdf/7072.pdf〉（2021年8月30日閲覧）
5) 公益社団法人日本看護協会「2007年　病院看護実態調査　日本看護協会調査研究報告」〈https://www.nurse.or.jp/home/publication/research/pdf/81.pdf〉（2021年8月30日閲覧）

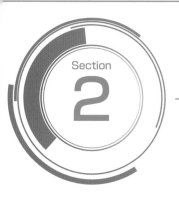

病棟運営にかかわる課題

⑨患者間違いをなくしたい

患者誤認ゼロの達成には「仕組み」が必須

　患者誤認は、起こりうるエラーのなかでも患者への影響度が高い結果になることが予測されるため、ゼロを目標に取り組みたいものです。「誤認」は、エラーの一形態であり、実際に存在しないものを認識したり、存在するものを正しく認識できないことを言います。すなわち、言語の聞き間違いや文字・表示の読み違い、機器のデータの読み違い、手慣れた業務における勘違い、患者に対する認識違いなどであり、これらの誤認はときに医療事故の原因となる場合があります。

　脳の情報処理は、感覚器によって知覚した情報を確認し認知し、次に認知した情報を判断し、特定の行動を選択して命令する「認知−判断−行動」という過程で行われるとされます。この「認知−判断−行動」の一連の過程で間違いが生じた時、誤認というエラーが生じることになります。

　エラーとは、

①行為者自身が意図したものでない場合

②規則に照らして望ましくない場合

③第三者からみて望ましくない場合

④客観的期待水準を満足しない場合

などの行為を指します。人間は、高度な情報処理能力を持っており、情報が十分でない状況でも過去の経験や知識により、その情報の不足を補い、柔軟に対応することができます。その反面、環境や心理的状態、身体的状態等のさまざまな要因により、同じ人間・同じ場面であっても、情報の処理に差が生じることがしばしば起こります。F・H・ホーキンスは、人間のエラーの確率は単純な作業で1/100、整備された環境での作業で1/1000の確率で生じると唱えています。つまり、エラーは特定の不注意な個人に生じる問題ではなく、ある確率で人間一般に起きる情報処理機能の限界なのです。したがって、患者誤認をなくすためには、いかなる時も患者確認を確実に行う習慣をつけること、誤認が発生しない仕組みを作ることが必須条件であると考えられます。「患者確認を確実に行う」は、JCI（Joint Commission International）の国際患者安全目標の１番目にあります。筆者の所属するNTT東日本関東病院（以下、当院）は、JCI認定病院として、患者安全への継続的な取り組みが求められています。患者間違えゼロという目標を実現するためのアクションを検討したロジックツリーを紹介します（図2-9-1）。

患者確認が行われているかを把握する

　以下、当院では、すべての医療行為（検査、治療、問診、指導など）や医療サービス（配膳など）を行う際には、必ず「氏名（フルネーム）」と「生年月日」を患者に言っていただき、「診察

図2-9-1 患者間違えゼロを達成するためのロジックツリー

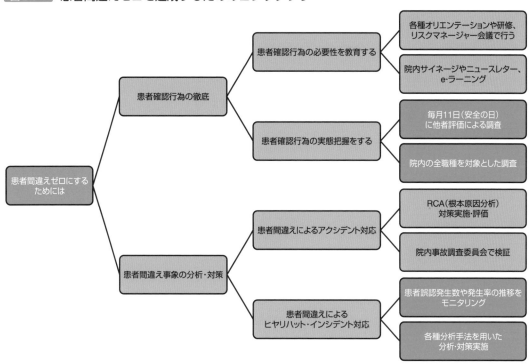

券」「ネームバンド」「電子カルテ」「帳票類」「PDA（携帯情報端末）」等で照合することになっています。患者が言えない場合は、診察券やネームバンドによる確認を行います。

　患者確認を行うことが最も多い職種は看護師であることから、「内服薬等の投与時」「注射薬投与時」「検体採取時」の場面の患者確認行為の調査を行いました。しかし、患者誤認に関連したインシデント報告を分析すると、69%は看護師からの報告でしたが、31%は看護師以外の職種からの報告でした（図2-9-2）。そこで、全職種を対象とした患者確認行為の調査を実施することにしました。

　当院は、毎月11日を「安全の日」と制定しており、安全の日を活用して、リスクマネージャーを中心に同職種・他職種を問わず、他者評価を行い報告してもらうことにしました。具体的に患者確認を行う場面は、医師は外来で診察を行う際、看護師は点滴・内服薬の投薬時や検体採取時、薬剤師や栄養士は患者指導時、食事の配膳時、リハビリ介入前、検査部門での受付や検査前などです。職種別の患者確認行為実施率（患者確認の場面において、氏名・生年月日の2つの識別子による確認を行った割合）を示した図2-9-3を見ると、職種H、Jは改善していますが、職種Iは実施率が低下しています。実施できていない原因を探る必要が生じました。その結果、「顔と名前がわかっているから必要性を感じない」「自分は間違えないはず」といった意見があることがわかりました。実際、職種Iからは患者誤認のヒヤリ・ハット報告もあるため、患者確認のプロセスを確認するとともに、患者確認行為の重要性から理解してもらう必要があると考えています。職種Cは、実施率70%であり変化がないことから、実施できている人とそうでない人が混在しているこ

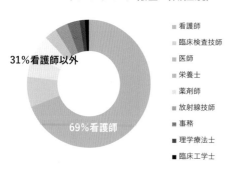

図 2-9-2　患者誤認に関連した
　　　　インシデント報告（職種別）

- 看護師
- 臨床検査技師
- 医師
- 栄養士
- 薬剤師
- 放射線技師
- 事務
- 理学療法士
- 臨床工学士

31%看護師以外

69%看護師

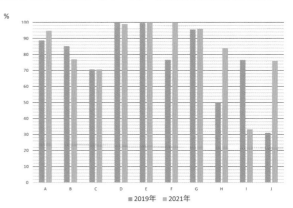

図 2-9-3　職種別（A～J）　患者確認行為の実施率

■2019年　■2021年

とが予想されるため、部署のリスクマネージャーと検証し個別的な介入が必要になりそうです。

　図 2-9-4 は、全職種の患者確認行為実施率と患者誤認発生率の推移です。患者確認行為実施率は、前述の患者確認の場面において、氏名・生年月日の２つの識別子による確認を行った割合で、患者誤認発生率は、延べ入院患者数（人日）を分母とし、患者誤認発生数（患者に実施された影響度レベル１以上の件数）を分子としています（影響度レベルは、表 2-9-1 参照）。患者誤認発生率は共通の基準はないため、定義を決めたうえで継続的に見ていく必要があります。患者確認行為実施率と患者誤認発生率の相関を確認することができます。

　以上は、病院全体の視点になりますが、１病棟の状況を把握する場合も考え方は同様です。病棟単位で患者確認行為実施率と患者誤認発生件数の推移などを見ていきます。部署の延べ患者数を用いて患者誤認発生率を算出し、推移を見ることもできます。

患者誤認のヒヤリ・ハット/ニアミス事例を分析する

　ヒヤリ・ハット（ニアミスを含む）とは、ある医療行為が、患者へは実施されなかったが、仮に実施されたとすれば何らかの傷害が予測された事象を指します。ハインリッヒの法則では、１件の重大事故の背景には 29 件の軽微な事故が隠れており、さらにその背後には 300 件のヒヤリ・ハットが存在すると言われています。

　患者誤認に関連したヒヤリ・ハット/ニアミス報告は、患者に実施される前に防げた事象ですので、誰によって発見されたのかを分析することが対策を考えるうえで重要であると考えました。分析の結果、「エラーを当事者が発見」するのは 29%、「エラーを他者が発見」するのは 71%であり（図 2-9-5）、当事者自身がエラーに気づくのは難しいことがわかります。「エラーを他者が発見する」場合の発見者は、同部署の同職種、同部署の他職種、他部署の同職種、他部署の他職種、患者・家族でした（図 2-9-6）。当事者以外がエラーに気づく場合は、引き継ぎ項目に沿った確認を行ったり、患者確認を再度行うことが発見の要因となっています。また、患者や家族がエラーを発見する場合も２割あることから、患者参画を強化することも、やはり患者誤認防止に重要であることがわかります。「内服薬等の投与時」「注射薬投与時」「検体採取時」には、患者に名前を読み上げてもらうことも有効であると思います。現在、ポスター等の掲示により患者参画を推奨していま

図 2-9-4 患者確認行為実施率と患者誤認発生率の推移

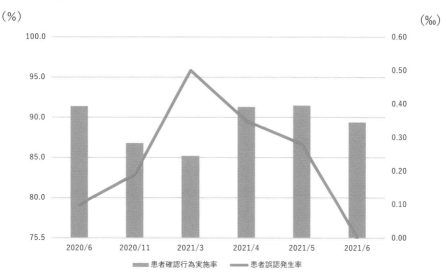

（‰）

凡例：患者確認行為実施率　患者誤認発生率

表 2-9-1 インシデント・アクシデント影響度分類

レベル	障害の継続性	程度	内容
5	死亡		死亡（原病の自然経過によるものを除く）
4b	永続性	中〜高	永続的な障害や後遺症が残り、有意な機能障害や美容上の問題を伴う
4a	永続性	軽〜中	永続的な障害や後遺症が残ったが、有意な機能障害や美容上の問題を伴わない
3b	一過性	高度	高度な処置や治療を要した（バイタルサインの高度変化、人工呼吸器の装着、手術、入院日数の延長、外来患者の入院、骨折など）
3a	一過性	中等度	簡単な処置や治療を要した（消毒、湿布、皮膚の縫合、鎮痛剤の投与など）
2	一過性	軽度	処置や治療は行わなかった（患者観察の強化、バイタルサインの軽度変化、安全確認のための検査などの必要性は生じた）
1	なし		患者への実害はなかった（何らかの影響を与えた可能性は否定できない）
0	−		エラーや医薬品・医療用具の不具合が見られたが、患者には実施されなかった

国立大学附属病院医療安全管理協議会

すが、さらなる工夫を検討しなければならないと考えています。

患者誤認の事例分析を行う

　患者誤認には、①患者Aを患者Bと誤認し、患者Aに患者Bの薬剤投与や処置等を実施した＝患者同定（ヒト）の間違い、②患者Aの同定は正しいが、患者Bの薬剤投与や処置等を患者Aに実施した＝処置等（モノ）の取り違え、の2つがあり、起こった事象がどちらであったのかは、対策を考えるうえで重要になります。

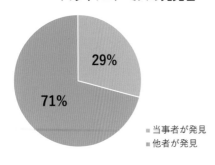

図2-9-5 患者誤認に関するヒヤリ
ハット/ニアミスの発見者

29%

71%

■ 当事者が発見
■ 他者が発見

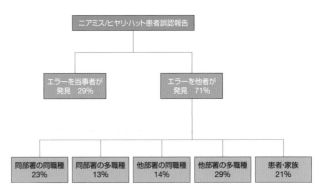

図2-9-6 患者誤認に関するヒヤリ・ハット/
ニアミスの発見者の内訳

ニアミス/ヒヤリ・ハット患者誤認報告

| エラーを当事者が発見 29% | エラーを他者が発見 71% |

| 同部署の同職種 23% | 同部署の多職種 13% | 他部署の同職種 14% | 他部署の多職種 29% | 患者・家族 21% |

　当院では、影響度レベルに関わらず類似の事例や複数人が関わった患者誤認が発生した時は、RCA分析（根本原因分析）などを行い、対策立案、実施後のモニタリングを行うようにしています。

　患者誤認の典型事例を基に、対策立案の過程を紹介します。

事例の概要：看護師Ａは緊急入院の患者①の対応をした。患者①は屯用の麻薬の内服を希望したが持参はなかったため、医師が緊急で処方し、看護師長が薬局に取りに行った。看護師Ａは、休憩に入るように看護師Ｂから言われたため、看護師Ｂに患者①への屯用の麻薬投与を依頼し、休憩に入った。看護師長は薬局から戻り、麻薬金庫に患者①の麻薬をしまい、看護師Ｂに声を掛けた。看護師Ｂは、看護師Ｃと患者②の対症指示の書かれたワークシートを見て、麻薬を取り出し、患者①に投与した。

　この事例は、患者の同定は正しいが、異なる患者の薬剤投与を実施した＝処置等（モノ）の取り違えになります。事例の聞き取りを行い、事実を時系列（出来事流れ）で記載します。その際、現場で現物を見て確認をします。それぞれの出来事がなぜ起きたのか、業務上の問題がないかという観点から"なぜなぜ"の質問をしていきます。

　すると、根本原因は以下の３点であることがわかりました。

原因１：麻薬金庫内が整理整頓されていない

原因２：麻薬の準備時の手順を守っていない

原因３：屯用薬の投与時にPDAを使用していない

　次に対策を立案します。対策立案において、考慮しなければならないのは以下の点です。

①その対策は実行可能か

②その対応策は容易に行えるか

③その対策は実施した場合、効果があるか

④その対策は費用対効果としてコストは容認できるか

⑤その対策は継続して行うことができるか

⑥その対策は他の業務を圧迫しないか

⑦その対策は根本原因に対する対策になっているか

図 2-9-7　麻薬金庫内

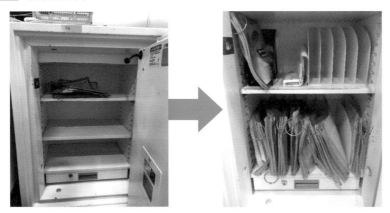

原因１：麻薬金庫内が整理整頓されていないへの対策

　患者毎の麻薬は、１患者１ファイルで収納されているものの、重ねて置かれている病棟が多く、統一されていないことがわかりました。立てて収納することで、見つけやすく、１患者のものだけ取り出すことで取り違えの予防にもなります（**図 2-9-7**）。この対策は、上記の①〜⑦のすべてを満たしていると考えられ、すぐに実施できる対策でした。

原因２：麻薬の準備時の手順を守っていないへの対策

　麻薬準備手順書を改訂して、麻薬金庫の上に配置し、麻薬準備の際に確認しながら行えるようにしました。この対策も上記①〜⑦を満たしていると考えられ、すぐに実施できました。

原因３：屯用薬の投与時に PDA を使用していないへの対策

　屯用薬投与の際に、PDA を使用していない場合があることがわかりました。理由として、屯用で使用する薬剤は医師の処方指示がなく照合ができない場合もあるため、PDA での照合を省略している現状がありました。リスクマネージャーを通じて、屯用薬投与の際も患者確認行為として PDA を使用することを周知しました。また、対症指示の薬剤も処方オーダーと連動し、PDA 照合が行える仕組みの検討に至りました。この対策は、上記①、②、④を満たすか、検証が必要です。

　対策後のモニタリングとしては、麻薬金庫内の整理整頓が維持できているか、麻薬投与の手順が実施できているか、麻薬投与関連のインシデントを確認していくことになります。

＊

　根本原因を分析していると、「忙しかったから」というフレーズがしばしば出てきます。これを解決できるのは、個人の能力による面もありますが、なによりも管理者が問題と捉え解決策を講じることであると思います。

📖 引用・参考文献
1）厚生労働省「患者誤認事故防止方策に関する検討会報告書」（平成 11 年 5 月）

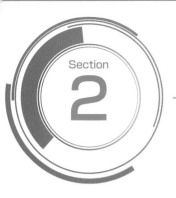

病棟運営にかかわる課題

⑩効率的に質のよい看護記録を残したい

看護記録の記録を支援するICTの導入を検討する

　看護記録の効率化と質の担保を図るには、看護記録の整理とICTの導入を検討する必要があります。そして、それらを主体的に行う人材の配置が必要です。看護記録の整理とICTの導入を進めるに際し、重要な点は、それらを別々に進めるのではなく、同時に進める点にあります。その業務は多岐にわたるため、業務担当者は、専従者として配置することが望ましいと考えます。

　専従のスタッフは、記録委員や品質管理担当を経験した人、もしくは、それらの業務を担当できる人が適任と思います。品質管理とは、医療安全管理やクリティカルパス管理、看護業務の改善などを指します。

　筆者の勤務するNTT東日本関東病院（以下、当院）では、その業務を医療情報管理部門が担っています。医療情報管理部門は、看護部に設置され、看護長、主任、スタッフの合計3名が所属しています。業務は、1. 品質維持・改善のためのデータ抽出と分析、2. システム操作や情報倫理の教育、3. 業務支援のためのICTの導入と管理、4. 記録の整備とマスタ・ファイルの管理の4つに大別されます。部門の看護長は、病院内の品質保証委員会、医療情報システム管理委員会、病歴委員会、クリティカルパス推進委員会などに参加しています。また、看護記録委員会の委員長を担っています。主任やスタッフは、看護部が設置している記録委員会や看護の質向上委員会に所属し、横断的活動に携わっています。効率的に質のよい記録について、本格的に検討し実現していくには、このような体制がなければ、円滑に進めることが難しいかもしれません。

　看護記録の効率化と質の担保は、全体最適を考えたうえで、部門最適を検討する必要があります。そのためには、専従スタッフは院内の委員会やワーキンググループの活動に参画し、病院が目指す方向性と、これから整備する看護記録や記録をサポートするICTの導入の方向性に乖離が生じないよう調整する必要があります。

到達目標指標を設定する

　業務改善に着手する際は、その取り組みの到達目標指標を定め、取組みの結果を定期的に評価することが重要です。みなさんの施設では、どのような指標を到達目標に定めていますか。看護記録の効率化と質の担保の目標指標には、例えば、①バイタルサインの測定と記録時間の誤差、②観察時間と記録時間の誤差、③スクリーニングやアセスメントの時間と記録時間の誤差、④記録による超過勤務時間などが候補になると思います。

　看護記録の効率化は、記録がオンタイムでできているか否かが鍵になります。そもそも、記録は

オンタイムでなされるべき業務です。バイタルサインの記録はその結果値を医師とタイムリーに共有する必要がありますし、スクリーニングやアセスメントは介入前に行われる行為ですので実施時点で記録されるべきです。しかし、臨床現場では、それらの記録よりも患者の直接ケアが優先され、結果として記録のタイミングは、行為の後になることも多い現状にあります。そして、記録は超過勤務時間の理由になっています。

　オンタイムで記録が出来ているか否かは、測定や観察の時間と記録時間との誤差で示すことができます。2021年7月の病棟別のバイタルサインの測定時間と記録時間の誤差時間の平均と中央値表 2-10-1 の結果から、当院ではバイタルサインの測定から記録までの誤差の中央値は総計で3分24秒であることがわかります。このデータは、医療情報管理部門が集計と図表化し、記録リンクナースに報告しています。データは、電子カルテから抽出しています。

表 2-10-1 バイタルサインの測定時間と記録時間の誤差時間

病棟名	測定回数 （回）	平均値 （時：分：秒）	中央値 （時：分：秒）
A 病棟	1619	0：17：34	0：01：24
B 病棟	867	0：25：16	0：05：03
C 病棟	4363	0：23：02	0：03：05
D 病棟	3883	0：29：45	0：03：21
E 病棟	5641	0：29：15	0：03：07
F 病棟	5532	0：25：18	0：03：54
G 病棟	970	0：15：55	0：02：37
H 病棟	1115	0：23：55	0：02：47
I 病棟	3269	0：29：48	0：03：31
J 病棟	5437	0：28：04	0：02：40
K 病棟	4309	0：29：44	0：03：14
L 病棟	4583	0：33：53	0：03：23
M 病棟	1589	0：26：18	0：03：39
N 病棟	1789	0：44：26	0：08：59
O 病棟	612	1：10：48	0：34：09
P 病棟	1598	2：33：29	1：27：29
総計	47176	0：33：00	0：03：24

標準看護計画を見直す

　当院は、2015年11月から現在に至るまで看護記録の整理を続けています[2]。その背景には、超高齢化による患者の多様化、在院日数の短縮化、JCI（Joint Commission International：国際病院機能評価機構）認証取得による国際水準の医療の質の保証、チーム医療の推進、地域包括ケアシステムの推進などがあります。残念なことに、これらの社会情勢に対応していくための記録は、増加する一方に感じます。そこで、記録の再構築を行い、記録のスリム化に着手する必要性が生じたわけです。

　記録の再整備のなかで、最も時間を要しているのは、看護アセスメントと看護計画です。当院では、これまで、NANDA-I看護診断、看護成果分類（以下、NOC）、看護介入分類（以下NIC）のフレームを用いて、看護アセスメントと看護計画を立案していました。現在、これまでの方法の見直しを行い、看護データベースは患者プロファイルへ統合し、看護計画はHealth Care Books（以下、HCbooks）[1]を用いた標準看護計画を運用することへ変更しました。

　電子カルテに登録していたマスタの変更、電子カルテ機能の改修、マニュアルの改定、スタッフ教育、こうした大きな変更の作業時間には、最低でも1年半の期間を見積もる必要がありました。作業は分担し、計画的に進める必要があるため、ガントチャートを用いてスケジュール表を作成しています（図2-10-1：p50参照）。記録を再構築する際は、電子カルテ機能の改修時期がポイントになります。計画は、電子カルテ機能の改修が終了するタイミングをゴールに定め、ゴールから逆算してその他のスケジュールを決める必要があります。

クリティカルパスを活用する

　記録の効率化と質の担保を考えるのであれば、クリティカルパス（以下、パス）の活用をぜひ検討してみてください。当院が看護計画をNANDA-I-NOC-NICから、HCbooksを使った看護計画へ変更した理由の1つは、パスの活用を拡大することにあります。HCbooksは、多職種多施設連携を考えたマスタ構造になっていること、マスタをパスとして使えることに利点があります。パスは、患者のアウトカムと治療や検査、観察、行為が標準化されたフォーマットに、標準化された用語で記録することができます。そのため、必要な記録をもれなく残すことができるし、多職種間での情報共有もしやすくなります。そして、何よりも、残された記録を分析することで、治療やケアの品質改善を図ることができます。したがって、パスを適切に運用できる体制を整えることができれば、記録の効率化と質の担保につながると考えます。

　当院では、2018年からパスの見直しを行い、現在約160種類のパスを電子カルテで運用しています。これらのパスは、それぞれ表2-10-2に示すアセスメントツールがあり、患者の目標と観察、行為との関係性が多職種間で理解できるように作成されています。パス適応患者は、入院時治療やケア計画がすでに立案されている状態なので、看護師は観察や介入計画を即時に確認し、結果

図 2-10-1　標準看護看護計画の見直し

内容 / イベント		2020 4月	5月	6月	7月	8月	9月	10月	11月	12月	2021 1月	2月	3月	4月
（イベント）						周知	マスタ作成 勉強会開始			マスタ作成完了	電子カルテ改修完了		マスタリリース	新ケア計画運用開始
マスタ	マスタ作成	方法決定	マスタ購入	当院の標準ケア計画を作成するための資料とマスタ作成用の電子ファイル準備			マスタ作成				マスタ登録			
	データ把握	現行状況確認 看護診断使用	病名・治療名 在院日数把握		作成する標準ケアを決定									
電子カルテ	機能改修		要件定義		電子カルテ改修検討（医療情報システム管理委員会）				電子カルテ改修					
マニュアル	マニュアル改定								看護過程 看護記録 看護基準		部署へ新マニュアル配信			
教育	ラダー教育	ラダーⅠ		ラダーⅡ	ラダーⅢ		ラダーⅣ ラダーⅤ							
	勉強会	方法検討			勉強会資料作成		勉強会＜主任会議、記録リンクナース会＞							
周知	標準ケア計画	周知方法検討	周知資料作成		周知									
	電子カルテ運用									周知方法検討	周知資料作成	周知		

を記載することができ、記録の効率化につながっています。また、パスの入院期間を DPC Ⅱ 期間内に設定することによって、病床回転率のコントロールができ、経営の質に貢献できています。さらには、パスには、標準化された治療とケア計画が記載されているので、当該科ではない患者の病棟受入れを可能にし、入院ベッドのコントロールに活用できています。このような結果から、パスは、記録の効率化と質の担保に十分貢献できるツールであると考えます。

看護記録の効率化と ICT の導入

　看護記録内容の見直しがないまま、ICT などの技術を選択しても、業務の効率化を図ることは難しいでしょう。よかれと思って導入した ICT が業務を複雑にさせたり、手間を増やしたりすることもあります。

　業務の効率化は、まず業務内容や業務フローに課題はないか考え、次に ICT を使ってその課題を解決できるか否かを見極める必要があります[3]。不必要な記録や重複記録のあり方を検討しないままに、電子カルテ機能の改善や PC 端末を導入しても、根本的な記録の効率化にはつながりません。まずは、看護計画を NANDA-I-NOC-NIC から HCbooks へ変更し標準看護計画を作成する、パスを活用する、などターゲットを決め、それらの記録を効率的にできる ICT 機能を追加するといった 2 段階の検討が必要になります。

　他方、オンタイム記録を看護記録の効率化の達成目標指標とするのであれば、通信機能付バイタルサイン測定機器などの導入を検討し、バイタルサインの記録を効率化するとよいでしょう。通信

機能付測定機器には、血糖測定器も使用できるものもあります。また、音声による記録を導入している施設もあります[4)5]。ただし、これらシステムと機器の導入には、費用が発生するため、導入する際は費用対効果を考える必要があります。その際は、超過勤務時間に占める記録時間、バイタルサインなどの測定時間と記録の誤差などを指標にし、経営層に対して購入の提案をするとよいでしょう。根拠のある予算請求のポイントの項目（p79）を参照してください。

適応基準（必須項目）	終了基準（必須項目）
早期大腸癌、大腸ポリープ（大腸癌治療ガイドラインに基づいて）	体温に問題がない 循環動態が安定している 消化管の症状・所見がない

表2-10-2 大腸 EMR パスの例（一部を掲載）
設定日数：3日間（術後1日間）

日付	患者アウトカム	患者アウトカムのアセスメント（判断基準）	観察	行為	指導・管理料
入院日	循環動態が安定している	収縮期血圧【適正値：≧80 かつ≦180 mmHg】 脈拍数【適正値：≧50 かつ≦100回/分】	血圧（入院時） 脈拍数（入院時）	血圧測定	総合評価加算 薬剤管理指導料 入退院支援加算 退院支援加算 副食加算 病棟薬剤業務実施加算
	呼吸状態が安定している	呼吸数【適正値：≧10 かつ≦25回/分】 呼吸困難がない【適正値：なし】 SPO2【適正値：≧93%】	呼吸数（入院時） 呼吸困難（入院時） SPO2（入院時）	呼吸数測定 spo2 測定	
	体温に問題がない 疼痛のコントロールができている	体温【適正値：＜38.0℃】 NRS【適正値：≦3】	体温（入院時） NRS（入院時・各勤務）	体温測定	
	食事摂取ができる	食事摂取量（主食）【適正値：≧3】 食事摂取量（副食）【適正値：≧3】	食事摂取量（主食）（各勤務） 食事摂取量（副食）（各勤務）	大腸内視鏡検査食	
	便秘の症状・所見がない 治療を安全に受けることができる	便回数【適正値：≧1 回/24h】		抗血栓薬の中止確認 ネームバンドの装着 持参薬確認 医師へ内服薬の確認 同意書の確認 下剤の内服（夕食後：マグコロール、眠前：ピコスルファートナトリウム）	
	治療・処置の方法について、疑問・不明点がない	不安【適正値：なし】	不安（各勤務）	術前オリエンテーション 悩みや思いを聞く 安心感を与える声かけ 術前説明 入院診療計画書の確認 治療の補足説明 理解・納得状況の確認 治療に関する希望の確認	
	転倒がない	転倒【適正値：なし】	転倒（各勤務）	転倒防止策をとる	
治療前	循環動態が安定している	収縮期血圧【適正値：≧80 かつ≦180 mmHg】 脈拍数【適正値：≧50 かつ≦100回/分】	血圧（治療前） 脈拍数（治療前）	血圧測定	
	呼吸状態が安定している	呼吸数【適正値：≧10 かつ≦25回/分】 呼吸困難がない【適正値：なし】 SPO2【適正値：≧93%】	呼吸数（治療前） 呼吸困難（治療前） SPO2（治療前）	呼吸数測定 spo2 測定	
	体温に問題がない 疼痛のコントロールができている	体温【適正値：＜38.0℃】 NRS【適正値：≦3】	体温（治療前） NRS（治療前）	体温測定	
	治療を安全に受けることができる			輸液の投与 禁食 飲水フリー 術衣への更衣 義歯・アクセサリーの除去 下剤の内服（モビプレップ＋バロス消泡内用液）	
	治療・処置の方法について、疑問・不明点がない	不安【適正値：なし】	不安（治療前）	安心感を与える声かけ	
	医療機器関連圧迫創傷がない	点滴刺入部　発赤【適正値：なし】 点滴刺入部　腫脹【適正値：なし】 点滴刺入部　熱感【適正値：なし】 点滴刺入部　疼痛【適正値：なし】	点滴刺入部　発赤（治療前） 点滴刺入部　腫脹（治療前） 点滴刺入部　疼痛（治療前） 点滴刺入部　熱感（治療前）	点滴挿入・留置中の管理	
治療中	安全に治療が受けられる			本人であることの確認	

📖 引用・参考文献 ‥‥

1) 一般社団法人日本看護業務研究会 HP
〈https://www.jasni.or.jp/〉（202 年 9 月 9 日閲覧）
2) 村岡修子. 看護記録の現状と課題への対応. 看護記録の活用術. Nursing BUSiNESS, 2018 年秋季
増刊, 2018, 23—33.
3) 村岡修子. 看護師不足をどう克服する？　看護業務の効率化と ICT の活用. 看護展望 45(1), 2020,
37—41.
4) 本舘教子. ナースハッピープロジェクト（NHP）への取り組み―音声入力による記録時間の削減―.
看護 72（8）, 2020, 66—74.
5) 森口真由美. 音声入力と AI を活用した看護記録業務の短縮と質の向上. 看護管理 30（4）. 2020,
354—357.

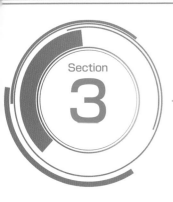

ケアの質向上にかかわる課題

①クレーム数を減らしたい （患者満足度を上げたい）

クレーム対応と再購入決定率の相関関係を示したグッドマンの法則に、「クレームを言わない客は何も言わずに去っていく」「苦情処理に不満を持った顧客の口コミは、満足した顧客の口コミに比べて2倍の強さ（影響力）がある」というものがあります。医療はその特殊性からブランドスイッチ（別のブランドやサービスに乗り換えること）がなされにくい傾向にありますが、満足しているとは限りません。通院のしやすさやカルテ情報があることから、「自分は再利用するが、知人にはあえて推奨しない」と考える人もいます。"患者・家族（以下、利用者と略す）からのクレーム"は、利用者が何に不満を感じているのか教えてくれるサービスの質指標です。1件のクレームを氷山の一角として捉え、発生するクレームの根本原因は何なのか、水面下に隠れている不満にも着目して対策を取ることが管理者として求められています。

そこで、この項目では「利用者の声」に焦点をあて、"再び同じクレームがこないこと""患者満足度が上がること"を目指したデータ活用について述べていきます。

サービスに対する職員の価値の共有

病院におけるサービスは、医療や看護という活動を通して、利用者のニーズを満たすものです。病院を利用する人々は、「身体の調子が悪い」「前医で手術が必要だと言われた」など、心のなかに不安を抱きながら来院します。私たち医療者にとって日常的な医療の現場も、利用者にとってはネガティブなイメージが強く、入院自体経験のない人も多いのではないでしょうか。

まずは、私たちがサービス提供者である対象の特徴を捉え、提供する医療サービスの特性を理解したうえで、患者の求めているサービスを提供する必要があります。バックグラウンドの違いから、同じ医療職であっても職種によってサービスの捉え方が異なるのは当然です。そこで、サービスの価値を共有するため、米国の Picker 研究所が開発した患者経験評価尺度を元に作成されたNDP 患者経験調査[1] を導入しました。

NDP 患者経験調査の項目は、「患者中心の医療のためのピッカー・コモンウェルズ・プログラム」[2] の7つの視点に、日本の医療提供システムの特徴である「医療へのアクセス」の視点を加え8項目にしたものが、ピッカー方式の患者経験調査と位置づけられています。

調査項目は患者が病院を受診しようと思った時から退院するまでのケアプロセスのなかで、経験した事象についての満足度を評価するもので、評価の視点を導入することにより、サービスに対する職員の価値を共有しました。

◎Picker 方式の患者経験調査の導入

当院では、患者満足度調査の設問や結果の集計、投書の分類に前述の Picker 方式の患者経験調

表3-1-1　Picker 方式の患者経験調査項目

Picker の評価尺度	当院におけるカテゴリー分類
患者の価値観・意向、ニーズの尊重	患者対応
	設備・療養環境（清潔さ）
	アメニティー
	食事
	病院職員としての態度・マナー
ケアの連携と統合	ケアの連携と統合
情報・コミュニケーション及び患者教育	説明（情報）・コミュニケーション及び患者教育
身体の苦痛の解消	身体の苦痛の解消
心理的支援と恐怖、不安の緩和	心理的支援と恐怖、不安の緩和
家族と友人の関与	家族・友人の関与
退院・転院とケアの継続性	退院・転院とケアの継続性
医療へのアクセスの容易さ	待ち時間
	受付・案内・システム関連
	費用関連
	駐車設備関連
	その他（コロナ関連など）

査を用いています。**表3-1-1** に示すように、評価の視点は 8 項目で構成されます。当院では、この調査項目をさらにカスタマイズして使用しています。特に【患者の価値観・意向、ニーズの尊重】については、日々寄せられるクレームから対応策を導き出す視点で項目を新たに項目を作成し、カテゴリーとしています。

　たとえば、患者満足度調査の旧設問では「医師からの病気や治療方法などについての説明はいかがですか」というように、患者が受診時に問題と感じた経験（事象）の有無を訊ねる設問でした。これでは、"良し悪し"の評価は得られても、改善の視点は明らかにされません。そこで、「医師は検査・治療などに関して、あなたが理解できるように説明をしましたか」と、患者の回答から改善の具体的課題を尋ねるようにしました。

　投書の分類でも同じことがいえます。「外来待ち時間への苦情」を例にあげると、この苦情の真意が、待たされた時間そのものへの不満なのか、待たされている患者に対して職員の配慮が不足していることへの不満なのか、その解釈によって改善策は異なります。待たされた時間そのものへの不満であれば、「ケアへのアクセスの容易さ」に分類され、待ち時間対策を行いますが、待たされている患者に対する配慮への不満であれば、「患者対応」の問題として、定期的なラウンドと声かけなどの対応策を検討することになります。

　患者サービスの活用データをアウトカム、プロセス、ストラクチャーの視点で整理すると**表3-1-2** のようになります。当院の患者サービスのデータには、年 1 回実施している患者満足度調査と投書があります。これらのデータを活用するポイントについて、以下に述べていきたいと思います。

表3-1-2 **患者サービス活用データ**

アウトカムデータ	患者満足度調査／外来・入院患者を対象に年1回実施 投書［苦情・要望・感謝］／週2回回収
プロセスデータ	取り組み内容
ストラクチャー	委員会体制

表3-1-3 **Picker方式の患者経験調査設問内容の対比［入院・外来］**

分類項目	入院	外来
【患者の価値観・意向】 礼儀正しさ・丁寧さ 〔外来入院共通〕	・医師は礼儀正しく丁寧でしたか ・看護師は礼儀正しく丁寧でしたか ・病院スタッフは礼儀正しく丁寧でしたか	・医師は礼儀正しく丁寧でしたか ・看護師は礼儀正しく丁寧でしたか ・病院スタッフは、礼儀正しく丁寧でしたか
【患者の価値観・意向】 プライバシー保護 〔外来入院共通〕	・病院スタッフはあなたの個人情報や羞恥心に対して配慮していましたか	・病院スタッフはあなたの個人情報や羞恥心に対して配慮していましたか
【患者の価値観・意向】 〔入院〕療養環境 〔外来〕施設内の案内、表示	・病室やシャワー室・トイレなど施設環境は清潔に保たれていましたか ・夜間、病室の周囲は静かでしたか	・院内の案内表示はわかりやすいですか ・病院スタッフは施設の案内を丁寧にしましたか
【心理的支援と恐怖、不安の傾聴】 〔外来入院共通〕	・医師はあなたの不安や要望に耳を傾けましたか ・看護師はあなたの不安や要望に耳を傾けましたか	・医師はあなたの不安や要望に耳を傾けましたか ・看護師はあなたの不安や要望に耳を傾けましたか
【ケアの連携と統合】 〔外来入院共通〕	・入院前や入院中のさまざまな事務手続きはスムーズに行えましたか ・病院スタッフの連携は図れていましたか	・病院スタッフはあなたが来院してから会計までの間、適切に対応しましたか
【情報・コミュニケーション及び患者教育】 〔外来入院共通〕	・検査・治療などに関して、医師はあなたが理解できるよう説明しましたか ・看護師は検査・治療などに関して、あなたが理解できるよう説明しましたか ・病院スタッフは新しい薬を使う前に薬の作用・副作用について説明しましたか	・医師は検査や治療などに関して、あなたが理解できるよう説明しましたか
【身体の苦痛の解消】 症状・ケアニーズへの対応 〔外来入院共通〕	・看護師はあなたの痛みや症状に適切に対処しましたか ・入院中、生活上の介助を求めた際、看護スタッフはすぐに対応しましたか	・看護師はあなたの痛みや症状に適切に対処しましたか ・病院スタッフは、痛みや症状に適切に対処しましたか
【ケアへのアクセスの容易さ】〔入院〕家族の関与 〔外来〕待ち時間への配慮	・あなたの家族はあなたが病院で受けた医療について十分な情報を得ることができましたか	・病院スタッフはあなたの待ち時間に対して何らかの配慮をしましたか
【入院】退院・転院とケアの連携 【外来】ケアへのアクセスの容易さ	・退院時に自分で行う必要がある健康管理について理解できましたか ・退院時、服用する薬の目的、効果などを理解しましたか	・病院スタッフはあなたが外来受診や検査の予約をしたいと思ったときに相談にのりましたか

患者満足度調査と投書のデータを活用

◉患者満足度調査—患者経験による評価を得るための設問へ

　患者満足度調査の質問は、Picker 方式の患者経験調査の評価の視点を参考に作成しています。表 3-1-3 で示すように、入院・外来のケアプロセスに合わせて設問を設定し、患者満足度を評価しています。色つきで示した「プライバシー保護」「外来：施設内の案内・表示」に関しては、投書による苦情が多いことから、新たに設定した設問になります。

　評価したい項目を新たに患者満足度調査に加えることで、取り組みに対するサービスの評価指標として患者満足度調査を活用することができます。

◉投書データ管理—院内イントラネットによる一元管理

　投書箱から回収される投書は、年間 250〜300 枚です。図 3-1-1 のように 1 枚の投書の記載内容を読み込み、内容ごとに「苦情」「要望」「感謝」など「カテゴリー」に分けて複数カウントし、「職種」「部署」「記載内容」などのデータを「ID」をつけて蓄積しています。直筆の投書も PDF として保存することで、いつでも院内イントラネットで閲覧できるようシステムを整えました。

　投書データは一元管理され、グラフとして表示されています。エクセルでデータ管理されていますので、「苦情」「要望」「感謝」の比率（図 3-1-2）や職種別苦情・要望の件数（図 3-1-3）、看護師のカテゴリー別感謝・苦情・要望の件数（図 3-1-4）など、分析したい視点でデータを抽出することができます。看護部門のデータを分析する場合は、解析用の EXCEL を使用し、簡単なピボットテーブル（図 3-1-5）を用いて、部門や部署の傾向を抽出することができます。

　看護部で実施した取り組みを評価する際も、活動期間の前後で感謝の声を比較したり、どのような感謝の声が増えたのか記載内容を確認しながら、質的なデータも取り出しやすくなりました。

　投書から得られる利用者の声は、日々の患者サービスの質を表す大切なアウトカムデータです。継続的に広く投書を集め、その声をカテゴリー分類しながら改善活動につなげることが重要であると考えています。続いて、整理したデータをどのように分析に活用しているのか説明します。

利用者の声の分析—患者満足度調査

　患者満足度調査の結果はアウトカムデータになります。さまざまな患者サービスの取り組みを最終的に評価してくれる指標であると捉えています。図 3-1-6、図 3-1-7 のグラフは、表 3-1-3 で示した患者満足度調査の設問を、Picker の評価尺度で分類されたカテゴリーごとに集計し、グラフ化したものです。これにより、満足度の低い項目・高い項目が一目瞭然です。

　図 3-1-7 の色つきで示した「施設内の案内表示」は、2019 年度と比較して大幅に改善しました。これは、2018 年よりクレームが増加していた改善課題であり、サービス委員会で検討を重ね、改善活動を行った結果、2020 年度に若干患者満足度が上昇するという結果を得ることができました。このように、投書データを患者満足度調査と連動させ患者サービスの評価を得ることが、患者満足度の向上につながると考えています。

図3-1-1 投書のデータベース

ID	用紙No.	発生年月	カテゴリ-	分類	場所	職種	登場人物	内容
2201	1347	2021/08/06	01.患者対応	感謝	F6 病棟	スタッフ（複数）	記載なし	医師のわかりやすい説明と看護師の対応に感謝
2200	1346	2021/07/30	01. 患者対応	感謝	F4 病棟	スタッフ（複数）	記載なし	医師をはじめスタッフの対応に感謝
2199	1345	2021/08/02	コロナ	感謝	F6 病棟	スタッフ（複数）	記載なし	コロナ禍で辛い状況の中、医師・看護師の対応に感謝
2198	1344	2021/07/27	01. 患者対応	感謝	F2 病棟	スタッフ（複数）	記載なし	医師・看護師・薬剤師・ハビリ・MSW の対応・説明に感謝
2197	1343	2021/07/28	03. 設備・療養環境（清潔さ）	苦情	記載なし	記載なし	記載なし	他患のいびきで眠れなかった
2196	1343	2021/07/28	05. 食事	感謝	記載なし	記載なし	記載なし	入院時の食事がとても美味しかった
2195	1343	2021/07/28	03. 設備・療養環境（清潔さ）	要望	記載なし	記載なし	記載なし	入院した際、ドライヤーが使いづらかった
2194	1342	2021/07/27	03. 設備・療養環境（清潔さ）	要望	外来	記載なし	記載なし	血圧測定器を使用するたびに消毒して欲しい
2193	1342	2021/07/27	01. 患者対応	苦情	検査センター	事務員	記載なし	内視鏡受付の態度が横柄で、時間がかかる
2192	1341	2021/07/21	02. 病院職員としての態度・マナー	苦情	記載なし	スタッフ（複数）	記載なし	医師・看護師の対応、説明不足に不満

図3-1-2 投書の感謝・苦情・要望の割合

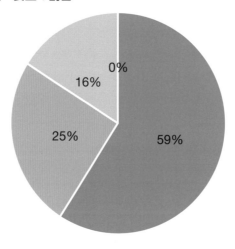

0%
16%
25%
59%

■ 要望　■ 苦情　■ 感謝　■ その他

図 3-1-3 職種別苦情・要望の件数

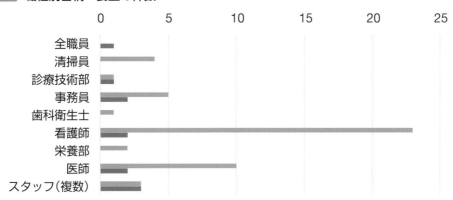

■苦情　■要望

図 3-1-4 看護師のカテゴリー別　感謝・苦情・要望の件数

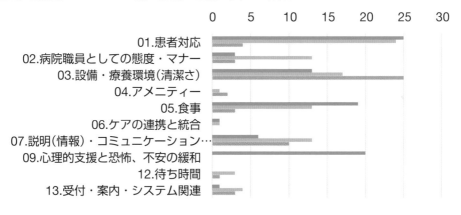

■感謝　■苦情　■要望

図 3-1-5 解析用エクセル表を用いたピボットテーブル

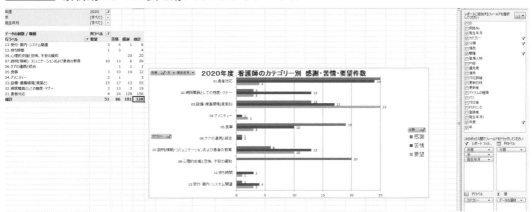

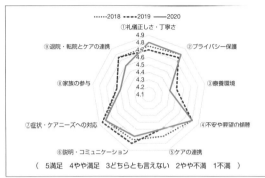

図3-1-6 ［入院］における患者満足度の３年間の比較

図3-1-7 ［外来］における患者満足度の３年間の比較

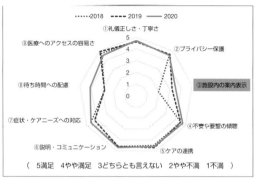

投書（苦情・要望・感謝の声）の管理と是正対応

　投書として寄せられる利用者の声は、日々の患者サービスの質を表すアウトカムデータです。満足度調査の結果だけでは、日常的な改善活動につなげることができないため、継続的に「利用者の声」を集め、その声を聴きながら進捗管理を行うことが重要です。

　寄せられた投書の対応は、投書担当チームがその緊急度・重要度に合わせて対応しています。急ぎ対応すべき案件については、患者サービス委員会委員長と相談し、課題解決に向けた対策をとっています。2020年度の「苦情ベスト４」は、患者対応24件、設備療養環境17件、病院職員としての態度・マナー13件、説明・コミュニケーションおよび患者教育13件の順です。例年、患者に対応する職員（医師・看護師・事務職員）への苦情が多く、次いで「設備・療養環境」への苦情が多くなっています。苦情によって、個別対応、部署対応とさまざまですが、是正対応の進捗確認を行い、類似したクレームはないかモニタリングすることが重要であると捉えています。

　患者満足度の向上に向けて、利用者の声を活用する体制は整いました。現状、苦情の多くは、利用者と直接関わる職種（看護師・医師・事務）に集中しています。それらの声を活かして手順や規範を確立し、実践・評価というPDCAサイクルを回すことが大切であると考えています。

📖 引用・参考文献
1) 鈴木典浩ほか.NDP患者経験調査による改善活動の取り組み.日赤医学　57(2)，2007，351-354.
2) 「患者の目で見た医療評価」研究会.医療の質改善における患者経験調査有用性の実証研究,2004，30.
3) マーガレット・ガータイス編.　ペイシェンツ・アイズ：患者中心の医療・介護をすすめる七つの視点.日経BP社，2001.310.
4) ジェームズ　I.メルリーノ.アナンス・ラーマン編.クリーブランド・クリニックの実践「一流の医療は技術もサービスも満足させる」、November　2014
5) 加藤良平,医療の質を高める「患者満足度調査」の実際
http://www.carereview.co.jp/wp/wp-content/uploads/2011/08/0904TeamApproach.pdf
＜2021.7.26　17:00＞
6) 井部俊子監.看護管理学習テキスト第3版　第2巻看護サービスの質管理.　日本看護協会出版会，2021，380.

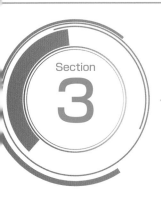

ケアの質向上にかかわる課題

②患者と向き合う時間を増やしたい

　看護師は、患者に一番近い医療専門職と言われています。しかし、業務内容は多岐に渡り、多忙を極めている施設が多いのではないでしょうか。

　「看護師は忙しそうで声をかけにくい」「看護師の姿をあまり見かけない」などの声を聞くことも少なくありません。実際に看護師は忙しく、業務をこなすことで精一杯、患者と向き合う時間がほしいと退職していく看護師も珍しくはありません。しかし、本当に患者と向き合う時間がないのでしょうか。患者や看護師自身の満足度が得られないのは、専門職として意図的なかかわりができていないのかもしれません。患者と向き合う時間は目的意識を持って作らないと得られません。患者の生活を見据えた退院支援や高齢者ケア、せん妄対策や身体拘束最少化への取り組み等のためにベッドサイドの時間を確保し、一人ひとりの患者にあった看護の展開を看護部の目標に設定した取り組みについて紹介します。

目標管理を活用して課題に取り組む

　看護部の目標は、病院の理念や目標を基に決定します。看護師長は、看護部の目標に基づき部署目標を設定し、スタッフは部署目標との整合性をとりながら自己目標を設定することになります。目標設定する前には、十分な現状分析を行い、課題を明確にする必要があります。現状分析を行わないと、何のために行っているのか、何を持って評価するのかなどを見失うことがあります。

　スタッフに行動変容を促すには、課題を目標に設定し、管理することが効果的です。筆者が看護部長を務める近森病院（以下、当院）では、ベッドサイドケアの充実を目標の１つに設定し、この実現に３年間かけて取り組みました。さまざまな課題解決のための複数のワーキンググループを包括する「看護管理ワーキンググループ」を立ち上げ、具体的な行動計画や対策、各部署にどのように伝え、情報共有するのか等を考えていきました。

　看護師長からなる看護管理ワーキンググループの１つ、「ベッドサイドケア推進ワーキンググループ」では、課題解決に対してのメリット・デメリットを考え、あらためて看護提供方式から検討しました（表3-2-1）。その結果、当院では集中治療部がプライマリーナーシングやペアナース制、一般病棟では固定チームナーシングをとっています。現在は、一般病棟でのペアナース方式やセル看護方式も検討中です。

　「身体拘束最少化ワーキンググループ」では、身体拘束の定義の見直しやマニュアルの改訂、記録の見直し等を行いました。

表3-2-1 各看護提供方式のメリット・デメリット

課題	概要	メリット	デメリット
機能別看護方式	患者の看護に必要な活動を業務内容で分けて、一勤務帯のスタッフに業務内容別のタスクを割り当てる方法	ここの業務内容が明確で少人数でも多くの業務を行える	看護の責任者が不明確で、ケアの継続性、一貫性に欠ける
チームナーシング	1看護単位のなかにチームリーダーと複数の看護師からなるチームを一つまたは複数編成し、リーダーの指揮下で看護ケアを提供する	ここのスタッフに能力差があっても全体の看護の質を維持できる	リーダーの采配に業務効率が左右される 個別ケアの継続や患者ー看護師関係を形成しにくい
患者受け持ち方式 (日替わり受け持ち制)	勤務帯ごとに個々の看護師に患者を割り当てる	一勤務帯の中で、看護師が患者を系統的にアセスメントして看護ケアを提供できる	個別ケア、継続性に欠ける
固定チームナーシング	チームナーシングを基盤にしつつ、メンバーを一定期間固定してグループで患者を受け持ち、継続して看護ケアを提供する	個々の看護師は継続した患者を受け持つので継続したケアができるほか、チームの支援が受けられる	1看護単位の中で、小グループのチームをいくつか作るので、自分のチームの患者以外は把握できない
プライマリーナーシング	一人の看護師が患者の入院から退院まで一貫して担当し、担当患者の看護に責任を持つ	ケアの責任が明確で、患者のニーズに合った個別ケアが展開しやすい。	プライマリーナースが一人で責任を抱え込む能力や患者の状態により看護師の負担が大きい。可視化しにくくケアの質の評価ができない。自立した熟達した看護師に育成が必要
モジュール型看護方式	複数の構成要素を合わせる方式 (プライマリーとチームナーシングなど)	チーム力を生かしてケアを展開できる	情報共有や伝達の方法を標準化、効率化する必要がある
パートナーシップ・ナーシング・システム (PNS)	二人の看護師がパートナーとしてペアチームを編成し、複数の患者に協力して看護ケアを提供する	安全性を含めたケアの質を高めることができる。作業効率が向上する	パートナー間の目標や手順、ケアの方法についての合意形成が必要で、ペアの相性でストレスを感じる場合もある
セル看護方式	日替わりで編成される少人数のチーム(セル)が日替わりで多様な患者を受け持つ。看護師が記録も含めて患者のそばに常駐する	看護ケアのプロセスに存在するムダを省き、看護師がベッドサイドにいることで患者の状態の変化を敏感にとらえ、早めのケア、あるいは予防的ケアが行える	個別ケアの継続性への対策が必要

ムダ・ムリ・ムラを廃し、ベッドサイドケアの時間を確保する

　2020年度、は目標を「ムダ・ムリ・ムラを廃し、ベッドサイドケアの時間を確保する」としました。「ムダ・ムリ・ムラ」の3つをなくすのは、業務効率改善の基本手段として知られています。「ムリ」とは目標に対しての適切な手段がない場合です。いわゆる実現不可能な大きな目標、あるいは具体性に欠ける抽象的な目標を立てていないか見直しが必要です。この観点から、看護人員やハード、設備面を考慮し実現可能な計画となっているかを考えました。「ムダ」「ムラ」では、主に記録の重複がないかを洗い出し、整理に取り組みました。

◎ナイトアシスタントの導入

　近年、病院から介護現場に転職する介護福祉士が増えていますが、当院もその例に漏れず、看護補助者の退職に伴い急性期看護補助体制加算25対1の算定が厳しくなったため、夜間帯の看護補助者の委託職員の導入を検討しました。看護師の遅出や夜勤勤務者を増やすと総夜勤時間が増え、72時間の看護師の月平均夜勤時間数がクリアできません。そのため、看護補助者での人員の補充を考えました。夜間（16：00～23：00）に限定し、勤務時間を短くすることと、食事や排せつ介助、清拭などの清潔介助などの患者への直接介助のケアをなくし、メッセンジャーや退院後などのベッドメーキング、高齢者の見守り等の間接介助に限定することで人員の確保ができました。当院の看護補助者（アテンダント）と名称を分け、業務内容も区別しました。急性期看護補助者加算25対1と急性期夜間看護補助者加算が算定でき、人件費を除いても増収になりました。

　看護の周辺業務をナイトアシスタントに委譲することで、日勤から夜勤に代わる時間帯、看護人員が不足し、検査・治療後の患者にとっても不安になる時間帯の看護師のベッドサイドケアの時間を確保することができました。

◎入院セットの導入

　看護師の時間をとる業務の1つに、入院や転棟に伴う患者の持ち物の管理があります。入院や転棟時だけでなく、検査室や手術室でのチェックも多く、チェックリストも複数の種類がありました。また、抜けがある毎にダブルチェックを行うなど業務の重複があり、患者・家族へのチェックの説明などにも多くの時間を費やしていることがわかりました。これを解決するため専門業者による入院セットを導入し、説明や物品の補充、点検の業務が軽減され、看護師はよりコア業務へ注力することが可能となりました。

◎記録の断捨離

　看護師がナースステーションにいる時間に行っている作業は、主に記録でした。なぜベッドサイドで記録ができないのか検討したところ、以下のような理由が上がってきました。

・記録自体が多い

・記録の複雑化

・ベッドサイドでは集中して記録できない。

　記録の標準化と簡素化がされれば、ベッドサイドでタイムリーに記録できるのではないかと考えました。記録量については、重複したムダな記録がないか、ワーキンググループで検討しました。すると、転棟に伴う記録が多く、転棟元も転棟先も転棟サマリ、転棟チェックリストをそれぞれに重複して作成していることがわかりました。病棟のカンファレンスの記録とも重複していたため、看護カンファレンスの内容を看護計画の評価と治療の方向性、患者・家族の意向と退院支援の状況を記載するよう統一し、看護の中間サマリと転棟時のサマリを廃止しました。そのほか、検温表のバイタルサインや観察項目と経過記録の重複も多く、反対に必要な記録がなく、継続性がない場合もありました。そこで、病棟の主任や記録委員と実際に記録をしたスタッフと一緒にワーキンググループが記録を見ながら、わかりやすい記録、伝わりやすい記録を検討しました。

　これまでにケアを優先し、業務が終わってからナースステーションでケアを思い出しながら記録することがしばしばありました。当院は病棟常駐型のチーム医療を展開しており、病棟配属の管理栄養士や薬剤師、ソーシャルワーカー、リハビリスタッフがたくさんおり、ナースステーションで記録をしています。記録の標準化・簡素化により、看護師がベッドサイドで記録することで、ナースステーションから病室へ移動する時間が軽減し、患者のベッドサイドにいる時間は確実に多くなりました。看護師が患者から離れることで身体拘束を行う場合もありましたが、ベッドサイドでの時間が増えたことで、転倒防止の体動センサーやフットコールの使用が減少しました。

＊

　上記の取り組みにより、ベッドサイドの時間を以前よりも確保することができました。こうして得ることができた「患者と向き合う時間」により、看護計画の充実や看護ケアの評価等の充実をさらに高めると同時に、個々のスタッフの看護観や思いも大切に支援していきたいと思います。

📖 引用・参考文献
1) 角田由佳. 看護サービスの経済・政策論　看護師の働き方を経済学から読み解く　第2版. 医学書院, 2020, 232.
2) 吉田千文. 多様な看護ケア提供方式―自施設の仕組みを考えるヒント―, ナーシングビジネス15(9), 2021.
3) 原玲子. 学習課題とクイズで学ぶ看護マネジメント入門. 日本看護協会出版会, 2011, 264.

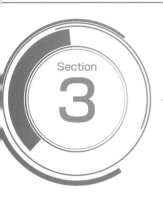

ケアの質向上にかかわる課題

③新たな地域活動をはじめたい

地域活動を行うにあたって

　少子・超高齢・多死社会を迎え、地域を基盤とした「地域包括ケアシステム」の構築が図られています。そのなかで医療と生活をつなぐ看護師の役割は大きく、地域や在宅療養への意識も高まっています。看護管理者として"病"とともに自分らしく生活する人を支援するために、「何かできることはないのか」とあらゆる人々や地域社会を対象に新たな挑戦を模索している方も多いと思います。

　地域の活動には、健康を維持増進させるための地域住民との取り組みや地域の医療・福祉関係者との協働支援など多種多様な社会貢献の仕方があります。しかしながら多くの人がかかわるため、協力を得るためには説得力のあるデータが必要です。ここでは、地域でがんとともに生きる"がんサバイバー"のセルフアドボカシーを高める支援として、医療チームと患者が参画する支援プログラム「膵がん教室」の開催を事例として取り上げ、地域活動をする際のデータ活用について述べます。

既存のデータを活用し、現状を把握し情報を分析する

　日本では30万人に1人ががんで死亡しており、『がん対策推進基本計画』では、患者と家族が安心して暮らせる社会の構築が必要であることが指摘されています。筆者の所属する手稲渓仁会病院（以下、当院）は、地域がん診療連携拠点病院としてがんサロンなどのピアサポートを実施し、がんサバイバーのサポートニーズに応える活動を行ってきました。しかし、さらなる社会ニーズに応えられる拠点病院を目指し新たな支援プログラムに取り組みたいと考えました。そこで当院で治療件数が多く難治性がんである"膵がん"に着目し、医療者とがん患者が協働する「膵がん教室」を年1回開催することをゴールとしました。そのためには患者のニーズと組織の役割、地域環境を統合しつつ比較考量し、どうすれば自施設の成果をもたらす活動になるか考えたか、そのプロセスを紹介したいと思います。

◎がんサバイバーのニーズを探る

　外来や入院病棟では「残された時間は短いから」「誰にもこれからのことは聞けない」「同じようながんサバイバーに会いたい」など膵がん患者や家族の声を聞きます。また、がん治療の外来へのシフトに伴い、治療と生活の折り合いなど在宅療養における困難感も増強しています。しかしこれらは、本当に患者のニーズなのでしょうか。地域や自施設に求められていることなのでしょうか。看護師の専門性や患者のためにという看護観や倫理観はもちろん大切ですが、冷静に客観的に事実を確認し判断することが必要です。広い視点で、現場から社会に向けて貢献できる看護活動なのかを考えてみましょう。

表3-3-1　がん死亡数の順位（2019年）

	1位	2位	3位	4位	5位	
男女計	肺	大腸	胃	膵臓	肝臓	大腸を結腸と直腸に分けた場合、結腸4位、直腸7位
男性	肺	胃	大腸	膵臓	肝臓	大腸を結腸と直腸に分けた場合、結腸4位、直腸7位
女性	大腸	肺	膵臓	胃	乳房	大腸を結腸と直腸に分けた場合、結腸3位、直腸9位

出典：国立研究開発法人がん研究センター HP より（https://ganjoho.jp/reg_stat/statistics/stat/summary.html）

表3-3-2　統計情報のまとめ　膵がん

（2018年）	診断される数	42,361例（男性21,559例、女性20,800例）
（2019年）	死亡数	36,356人（男性18,124人、女性18,232人）
（2009〜2011年）	5年相対生存率	8.5%（男性8.9%、女性8.1%）

出典：国立研究開発法人がん研究センター HP（https://ganjoho.jp/reg_stat/statistics/stat/summary.html）を
もとに筆者作成

図3-3-1　がん患者5年生存率

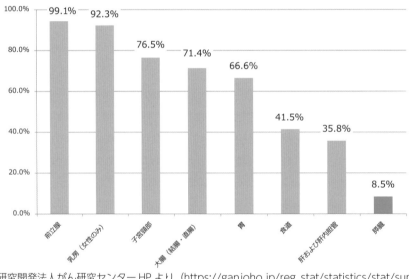

出典：国立研究開発法人がん研究センター HP より（https://ganjoho.jp/reg_stat/statistics/stat/summary.html）

表3-3-3　ピアサポートの意義

（1）気持ちのサポート
（2）治療や生活について、実体験に基づく情報を伝える
（3）あなたは一人ではない、病気になっても自分らしく人生を送ることができる
（4）社会とつながり、成長の機会を得る

出典：厚生労働省 第2回がんとの共生のあり方に関する検討会資料より

　国立がん研究センターがん統計のデータ（表 3-3-1、表 3-3-2、図 3-3-1）からも膵がん患者の 5 年生存率が 10％未満と全がん種のなかでもっとも低いことがわかります。このことから、告知後の生存期間が短く患者の孤独感や苦しみ、家族の精神的負担がかかることが予測されます。患者会やサロンは、2019 年の『第 2 回がんとの共生のあり方に関する検討会』で、ピアサポートの意義（表 3-3-3）や相談支援、情報提供についての必要性が示されています。2013 年の『がん患者、家族の悩みや不安、それに対する相談に関する調査』では、他のがん患者や体験者と話すことで「1 人じゃないと思える」「生きる意味をもらえた」などの意見が報告されています。さらに、がん患者同士が集まって話や相談ができる場所があるといいと思うと、76％が回答しています。膵がんは、初期に症状の出現がないことが多く早期には極めて発見しにくいと言われています。そのため発見時は進行していることが多く、診断後に短期間で意思決定をして、治療を開始しなければなりません。治療開始後は辛い症状が起こる理由、服用している薬の正しい知識など少しでも安心して治療できる支援や膵がんと正しく向き合う場所が必要です。以上の点からも膵がん患者の心理的社会的サポートとして、患者同士や家族が情報を得ることや経験を分かち合う場をつくることは、患者のニーズに即した取り組みであると判断できます。

◎地域や病院環境から「膵がん教室」の必然性を捉える

　次に、設立や運営を当院が担うことについて考えていきます。院内がん登録統計で膵がんを他院と比較すると、当院の膵がん患者の割合は高く地域のなかで膵がんに特化した治療を行なっていることがわかります（図 3-3-2）。また、DPC データから膵がん患者の年次推移と転帰が確認できます（図 3-3-3、図 3-3-4）。膵がん患者の 80％以上が転院せずに当院で治療を継続しています。治療実績や認知度からも、当院が膵がん患者の社会的支援を行うことの意義は大きく、他院と差別化を図れる独自性のある取り組みであると考えます。

　当院の理念（表 3-3-4）は、患者主体の地域に開かれた病院を目指しており、社会のなかで地域の人々と協働し創造的に取り組むことを大切にしています。地域がん診療拠点病院としての役割も担っているため、がん患者がエンパワーメントできる場の提供や活動は重要と捉え、がんサロンなどピアサポートを毎月 2 回実施しています。図 3-3-5 は当院のサロンの参加人数です。毎年ほぼ一定人数が参加し、継続的な取り組みになっています。疾患的には乳がんや子宮がんの方が多く、参加者はすべて女性です。膵がん患者は男性が多いことや 5 年生存率が 10％未満のため、患者同士が継続して集まるのが難しい傾向にあります。そのため、サロンのように患者主体の活動以外にも、医療者が主催し講義などで知識を得る機会や日々の不安や経験について医療者や同じ疾患の患者同士が情報を交換でき、生活のイメージが持てるような対話形式の交流を行う支援プログラムが必要と考えます。

　以上の院内外の情報から、図 3-3-6 のように 3C 分析で整理しました。膵がん患者に着目した支援プログラムは、他の拠点病院と差別化を図ることができ社会に貢献できる取り組みと判断しました。

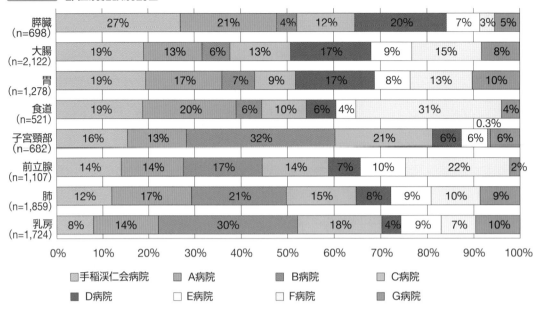

図3-3-2 部位別施設別割合

部位	手稲渓仁会病院	A病院	B病院	C病院	D病院	E病院	F病院	G病院
膵臓 (n=698)	27%	21%	4%	12%	20%	7%	3%	5%
大腸 (n=2,122)	19%	13%	6%	13%	17%	9%	15%	8%
胃 (n=1,278)	19%	17%	7%	9%	17%	8%	13%	10%
食道 (n=521)	19%	20%	6%	10%	6%	4%	31%	4%
子宮頸部 (n=682)	16%	13%	32%		21%	6%	6%	6%
前立腺 (n=1,107)	14%	14%	17%	14%	7%	10%	22%	2%
肺 (n=1,859)	12%	17%	21%	15%	8%	9%	10%	9%
乳房 (n=1,724)	8%	14%	30%	18%	4%	9%	7%	10%

※食道: 0.3%

■手稲渓仁会病院　■A病院　■B病院　□C病院　■D病院　□E病院　□F病院　■G病院

図3-3-3 膵がん患者の推移

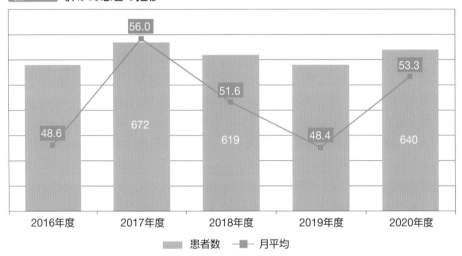

	2016年度	2017年度	2018年度	2019年度	2020年度
患者数		672	619		640
月平均	48.6	56.0	51.6	48.4	53.3

■ 患者数　―■― 月平均

思いを具体化し、人を巻き込む

◎交渉し組織を動かす

　活動を開始していくためには、賛同者のネットワークを作り分析結果をもとに組織に活動の了承と協力を得ます。組織や上司に企画内容の実現を図り合意や理解を得るために、企画書を作成して、企画が実現するとどのような成果につながるのかを分析データを用いて説明します。開設目的

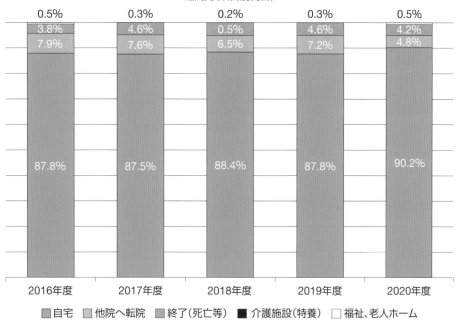

図3-3-4 膵がん患者の退院先

退院先（項目別割合）

凡例：■ 自宅　■ 他院へ転院　■ 終了（死亡等）　■ 介護施設（特養）　□ 福祉、老人ホーム

表3-3-4 病院理念

1. 患者主体の医療に徹する
1. 地域に開かれた病院を目指す
1. 高度な医療もわかり易く提供する
1. 学習機会の積極的な活用による
　　　　　　チーム医療を実践する

は「がん患者のセルフアドボカシーを高めること」「膵がん患者の社会的心理的支援を推進する」としました。プレゼンテーションの際は、自分の言葉で伝え交渉して承認を受けなければなりません。そして、活動を長く続けるためには会場の確保や資金面の援助を受けることも重要です。医師、看護師、薬剤師、栄養士、社会福祉士などが運営にかかわった場合、時給（職種ごと）×人数×時間の人件費、会場の賃貸料、資料作成費など諸々の費用が発生します。スタッフが自分の時間（休日のボランティア）で活動するのではなく、組織から時間の確保を受け、業務（勤務）として参加するのとでは大きく違います。活動が単なる自己満足や慈善活動ではなく、活動の成果が患者満足や地域貢献として組織の収益や責務につながることを伝えます。

◎開催に向け組織化する

　継続的かつ一貫性のある活動を行うためには、運営組織に必要な資源を確保して、できるだけ価値を共有しながら取り組む必要があります。実際の運営に当たっては活動を維持・継続していく難しさもあり、誰が責任者や事務局となり、どのような準備をいつまでに行うなど細かい作業と手間

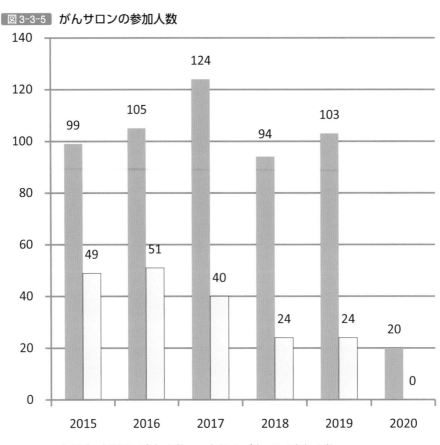

図3-3-5 がんサロンの参加人数

- さくら会 年間のべ参加人数　□さくらんぼ会 のべ参加人数
さくら会：がん患者サロンの名称　さくらんぼ会：子育て世代のがん患者サロンの名前

がかかります。必要な人に利用してもらうための広報活動も重要です。そして自施設にはどのような資源があるのか。実際に活用できる人的資源や仕組みを洗い出してみます。

　当院には「オンコロジーセンター」という最新・適切ながん医療の展開を提供するために医師、看護師、薬剤師、社会福祉士など多職種で構成された組織があります。また、膵がんの専門医、がん専門看護師、緩和ケアや化学療法の認定看護師など専門性の高い職員がいます。次に、外部に目を向けると膵がんには全国的に活動している膵がんの支援を行う特定非営利活動法人パンキャンジャパンがあります。ここは膵がんの研究促進・患者支援・政策提言をミッションとし、社会とつながりさまざまな情報の発信や支援を行っています。このような組織とつながっていくことも、活動の幅や可能性を広げることになります。さらなる社会ニーズに応えられる拠点病院を目指しており協働したいと考え、パンキャンジャパンにアプローチし"共催"という形をとることができました。地域で暮らすがんサバイバーが何を求めているのかを知り、何ができるのかを考えながら意味のある活動にしたいという価値とメリットが互いにかみ合った結果だと思います。

　共催となったことで内部職員だけではなく外部の方を加え、消化器病センター長を責任者に、オ

図3-3-6　**3C分析**

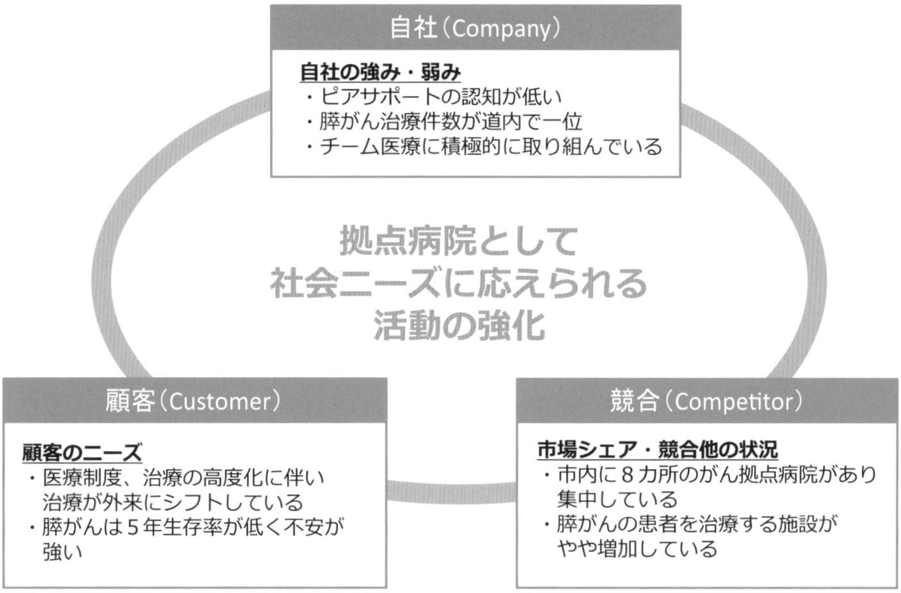

自社（Company）

自社の強み・弱み
・ピアサポートの認知が低い
・膵がん治療件数が道内で一位
・チーム医療に積極的に取り組んでいる

拠点病院として
社会ニーズに応えられる
活動の強化

顧客（Customer）

顧客のニーズ
・医療制度、治療の高度化に伴い
　治療が外来にシフトしている
・膵がんは5年生存率が低く不安が
　強い

競合（Competitor）

市場シェア・競合他の状況
・市内に8カ所のがん拠点病院があり
　集中している
・膵がんの患者を治療する施設が
　やや増加している

表3-3-5　**膵がん教室開催のため使用したデータ**

国立がん研究センターがん統計
北海道がんに関する統計・調査
厚生労働省　統計情報
厚生労働省　政策レポート（がん）
DPC提出データ　EF統合ファイル
DPC提出データ　Hファイル
院内がん登録統計

ンコロジーセンターを事務局として、医師・看護師・社会福祉士・がん領域のリソースナース、パンキャンジャパンの関係者がチームとなり活動することになりました。開催までには、月1回の会議で日程調整・会場準備・開催内容・広報活動など詳細にプランニングし、スケジュール管理を行いながら準備をして開催を迎えました。終了後にはアンケートなどの参加者の声、運営側の意見から開催の評価を行います。継続して評価を蓄積していくことで、活動の成果が見えてきます。

＊

　本稿で取り上げた「膵がん教室」開設のプロセスでは、既存のデータ（表3-3-5）を活用し、分析しました。療養の場が医療機関から暮らしの場に移行するなか、看護が地域で活動する場もさらに広がります。医療政策に着目しつつ、先見性を持って新たな地域活動をすることが重要です。そして、地域活動は、地域や疾患構造の分析がポイントになると思います。

📖 **引用・参考文献**
　尾形裕也. 看護管理者のための医療経営学　第3版. 日本看護協会出版. 2021. 180.

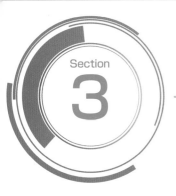

Section

3

ケアの質向上にかかわる課題

④感染症への迅速な対応にデータを活用したい

新型コロナウイルス感染症の拡大を災害と捉えて

　新型コロナウイルス感染症（以下、COVID-19）は日本、世界に計り知れない影響を与えました。行政、医療などによるさまざまな対策や、ワクチンをはじめ新薬の開発がされていますが、なかなか感染を抑えることはできていません。たとえ COVID-19 を抑えることができても、また新たな新興感染症が出現する可能性も高く、これからも医療は感染症との戦いが続くことでしょう。国の第 8 次医療計画においても感染症対策が盛り込まれます。地域住民の医療を守るため、また病院運営のためにも感染症対策は施設における重要な位置付けとなります。そのなかで看護の役割が大きいことはいうまでもなく、感染症対策は看護管理者にとって真正面から取り組むべき課題です。そこで、この項目では、感染拡大が起きた緊急時に焦点を当て、迅速かつ的確な感染症対策を取るためのデータ活用について述べます。

CSCATTT で対応する

　感染症対策は医療者各個人の感染予防が原則ですが、無症状や潜伏期間中の感染、あるいは救急対応に迫られる場合があり、医療を提供する場では完全に感染者を識別して対応することはできません。そのため院内におけるクラスター発生のリスクは常にあり、その備えが必要となります。また地域で感染爆発が起こると、働き手の不足や他施設でも通常の医療が提供ができなくなり、自施設だけの問題ではなく地域において、医療の需要と供給のバランスが崩れます。時々刻々と変化し、次々と対応に迫られるのはまさに災害と同じです。この場合のマネジメントのゴールは『感染拡大を最小限に抑えつつ、病院の機能を維持する』ことです。

　災害医療では CSCATTT という基本コンセプトがあります[1]。ゴールにたどり着く手段としてこの概念を用います。対策本部をたて、情報を集約し方策を立てその評価を行いながら、次々に対処していきます。実際の取り組みを CSCATTT の概念と合わせて 図 3-4-1 に整理しました。

　新型コロナ感染症での経験を振り返ると、ゴールを目指して適切に判断するためにも、スタッフや患者の安全を確保するためにも、正確な情報をいち早く把握し、また本部からの情報を素早く職員全体に伝えられるかが鍵になると痛感しました。そこでベースとなるデータの活用のポイントについて述べます。

通常診療のデータをもとに災害における方針を決定する

　実際に活用したデータをアウトカム、プロセス、ストラクチャーに整理し、図 3-4-2 に示しま

図 3-4-1 ── CSCATTT と感染対応の実際

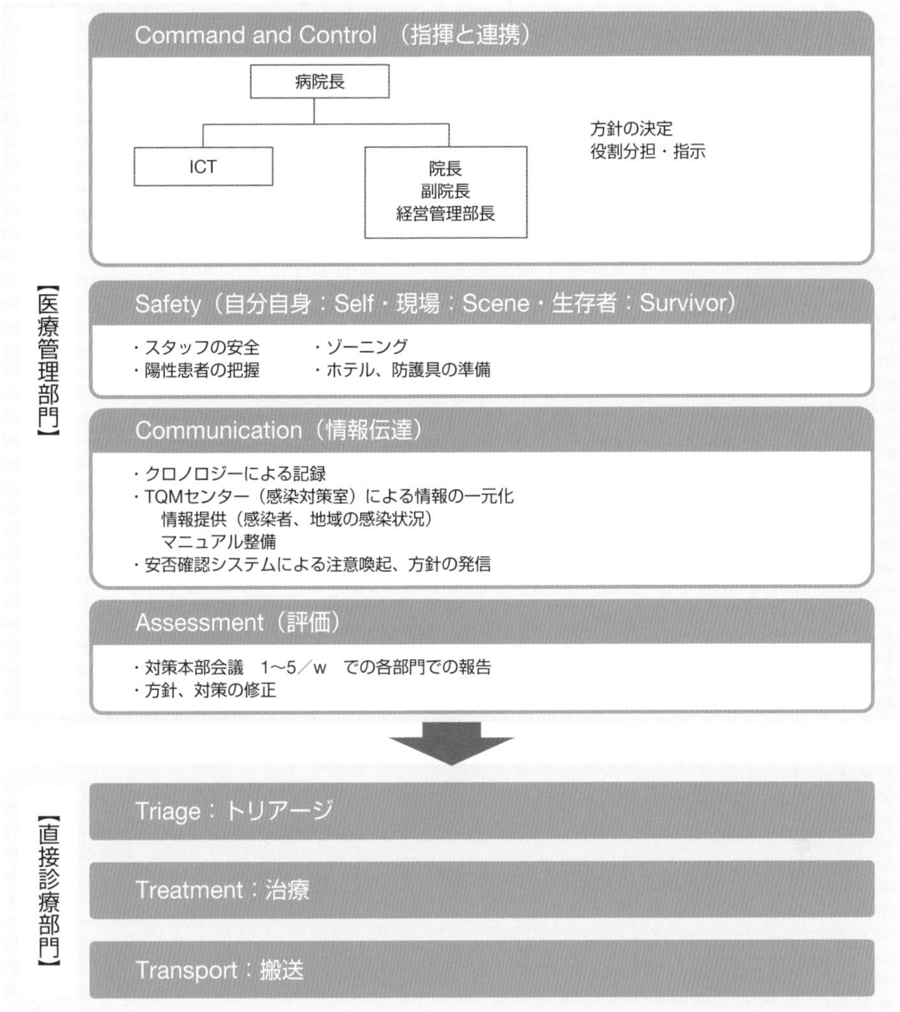

【医療管理部門】

Command and Control（指揮と連携）

病院長
├─ ICT
└─ 院長　副院長　経営管理部長

方針の決定
役割分担・指示

Safety（自分自身：Self・現場：Scene・生存者：Survivor）

・スタッフの安全　　・ゾーニング
・陽性患者の把握　　・ホテル、防護具の準備

Communication（情報伝達）

・クロノロジーによる記録
・TQMセンター（感染対策室）による情報の一元化
　　情報提供（感染者、地域の感染状況）
　　マニュアル整備
・安否確認システムによる注意喚起、方針の発信

Assessment（評価）

・対策本部会議　1〜5／w　での各部門での報告
・方針、対策の修正

【直接診療部門】

Triage：トリアージ

Treatment：治療

Transport：搬送

す。先にマネジメントのゴールは『感染拡大を最小限に抑えつつ　病院の機能を維持する』と述べました。感染者を可能な限り少なくするのは当然ですが、いかに通常の機能を維持するか、言い換えると感染対応のためにどの程度まで通常の機能を縮少するかを判断しなければなりません。地域の医療資源には大きな差がありますし、それぞれの施設で担っている機能も違うので、ここで具体的な判断基準は言えませんが、前提となるのは通常の医療情報の把握です。例えば第3波の時には通常診療の5割削減を指示しました。各診療科が、先延ばしできる疾患、治療を元に制限の対象となる患者をピックアップし、医師、看護師、MSW などそれぞれの部門において、入院患者への連絡や手術、検査を調整しました。第5波の時には地域の感染対応能力が向上したことによって、1割減が方針でした。一方で、救急車の要請が増えることで救急部への対応には力を入れなければなりませんでしたし、近隣の施設が感染症対応にシフトしたため、例えば血液内科の患者数の受け入

図 3-4-2 新型コロナ感染症の対応時に用いたデータ

ストラクチャー

・本部の体制
・医師・看護師などの職員配置人数
・物流システム（院内・院外）
・安否確認システム

プロセス

・衛生材料のストック
・休職となった職員数
・COVID-19患者の対応数（重症別）
・感染トリアージが依頼の対応数
・体調管理アプリ

アウトカムデータ

・救急応需数
・手術件数、検査数
・稼働率　平均在院日数
・新入院数・延べ患者数・平均単価

れが一時的に増加するなど、診療科によっては地域の医療需要の高まりに対応せざるを得ないこともありました。ここで大切なのは、現場を任されている看護管理者が自部署の通常診療の状況をどれだけデータとして客観的に把握しているかです。待ったなしで出された 5 割削減の方針に対し、病院全体の入院数や稼働率を知っていても意味がありません。看護師長は医師と相談して先延ばしする疾患から、それが病棟運営にどのくらい影響するのか患者動向を予測します。必要になるデータは、自部署の週毎、あるいは曜日毎の入院数や、在院日数などです。

　COVID-19 への対応では、普段からいかにデータを活用して客観的に状況を把握しているかが試されました。

感染状況を正確に把握する

　これまでインフルエンザ等の院内での感染の場合は、ICN をはじめとする感染管理部門に調査や対応を任せていましたが、災害レベルになるとそれでは間に合いません。多くの病院や施設でも接触者調査を実施したと思います。当院では看護管理者と事務方でチームを組み、感染した患者、もしくは職員がどのような行動をとっていたのか詳しい行動履歴をとり、接触者リストを作りました。この行動調査をデータとして入力していきます。ここでは数字化できない情報も大切になります。患者はマスクをしていたのか、看護師はどのようなケアを行っていたのかなど質的な情報も大切です。

　また災害レベルになると、情報が錯綜します。それを防ぐためにも皆が確認する情報元を 1 つに

していることが大切です。DMAT の災害訓練ではクロノロジーという役割を担う者を育成します。今回の感染対応もクロノロジーが活躍し、時系列で入って来る情報を書き出し、一方で感染者のリストを整理して、皆で正しい情報を共有することができました。

今ある資源を常に確認する

　日本で COVID-19 が確認された途端、医療機関においてさえマスク、ガウン等の衛生材料が手に入りにくくなったのは、まだ記憶に新しいところです。どの施設でも苦労されたと思いますが、会議では常に衛生材料を確認していました。そのなかで気になったのは、「マスクは残 2000 枚ありますが、この先は足りなくなると思います」というような発言です。なぜ気になるかと言うと、事実と自分の判断が混合しているからです。事実は事実として理解しなければなりません。一方で現場での判断は貴重なものです。しかしながら判断そのものよりも、なぜその判断に至ったかの基準を共有することが重要です。「通常であれば 1 日 100 枚の消費なので 20 日分はあるが、倍の使用を考えると 10 日分ですので、この先に不安があります」。このような発言であれば判断基準がわかります。災害の時には、不安が先立ちます。筆者は北海道胆振東部地震による災害でブラックアウト（大規模停電）を経験しました。自家発電はありますが、その燃料となる重油を汲み出す電力がなく、あと 24 時間で自家発電を保てない状況まで追い込まれました。北海道中がそうなのですから、近隣の街からの支援もありません。しかし、当然のことながら目の前にいる人を救わなければなりません。今ある資源とそのなかで、できることを常に判断しなければならないのが災害です。ブラックアウトや今回の感染を通して、「モノ」の管理の重要性を再認識しましたし、看護師長には自部署の在庫管理をしっかり把握してほしいと思います。

　このことは「モノ」だけでなく「ヒト」も同じです。先が見えない不安の感情が渦巻くなか、現場を任される看護管理者には大きく負担がかかりました。同居している家族が感染し濃厚接触者となったり、子供の学校から感染者が出たようだが保健所からの連絡がないので出勤できないなど、全国の多くの看護管理者が突然の出来事にそのつど人を確保し、何度勤務表を作り替えたことでしょう。そのなかで看護師長が「人が足りない」「応援の人を出せない」と思うのは当然のことです。しかしながら先ほども述べた通り、今ある資源のなかでできることを探ります。このような時こそ、マネジメントに携わるものとして、かぎりある資源のなかでできることと、できないことを見極めて次の一手が打てるようにしっかり状況を把握したいものです。難しいデータ分析は必要ありません。エクセルに出勤できない人のリストを作り、休む理由や、検査の日などがわかるようになっていればよいと思います（図 3-4-3）。

　一方で感染状況に合わせた人員配置にも対応しなければなりませんでした。感染者病棟には配置基準はありませんし、指定感染病院でもないので、どのような体制を組むのが妥当なのかに迷いました。その度に人事担当の副看護部長、当該部署の看護師長と共に話し合いながら基準を設けました。うまくいかないこともありましたが、皆で情報を共有し判断基準を設け対応することは、結果的に第一線で活躍してくれた看護師への安心にもつながったと考えます。

図 3-4-3 看護職員休職者リスト

番号	職員名	部署名	発症日	備考	11/18	11/19	11/20	11/21	11/22	11/23	11/24	11/25	11/26	11/27	11/28	11/29	11/30	12/1	12/2	12/3	12/4	12/5	12/6	12/7	12/8	12/9	12/10	12/11	12/12	12/13	12/14	12/15	12/16	12/17
18	*** **	A西3		濃厚接触者（同居者）		検査	休	休	休	休	休	休	休	休	休	休	休	休	休	休	検査													
19	*** **	A西3	2020/11/19	陽性(スクリーニング)		検査	休	休	休	休	休	休	休	休	休	休	休	週休	週休															
20	*** **	A西3	2020/11/20	陽性(スクリーニング)再検査		検査	検査	休	休	休	休	休	休	休	休	休	休																	
21	*** **	A西3	2020/11/21	陽性(スクリーニング)再検査		検査	休	検査	休	休	休	休	休	休	休	休	休	週休	週休															
22	*** **	A西3		中リスク（A西3→ICU）			休	休	休	休	休	休	休	休	検査																			
23	*** **	西3		中リスク（A西3→ICU）		検査	休	休	休	休	休	休	休	休	休	検査	休	休	休															
24	*** **	ICU		中リスク（A西3→ICU）		検査	休	休	休	休	休	休	休	休	休	休	休																	
25	*** **	ICU		中リスク（A西3→ICU）			検査	臨	休	休	休	休	休	休	休	休																		
26	*** **	ICU		中リスク（A西3→ICU）			検査	研	休	休	休	休	休	休	休	休	休																	
27	*** **	ICU		中リスク（A西3→ICU）			休	検査	休	休	休	休	休	休	休	休	休																	
28	*** **	ICU		中リスク（A西3→ICU）			休	検査	休	休	休	休	休	休	休	休																		
29	*** **	ICU		中リスク（A西3→ICU）			休	検査	休	休	休	休	休	休	休	休	休																	
30	*** **	ICU		中リスク（A西3→ICU）			休	検査	休	休	休	休	休	休	休	休	休																	
31	*** **	ICU		中リスク（A西3→ICU）			休	検査	休	休	休	休	休	休	休	休	休	休																
32	*** **	ICU		中リスク（A西3→ICU）			休	休	休	検査	休	休	休	休	休	休																		
33	*** **	ＥＵ１Ｆ	2020/11/22	陽性(スクリーニング)再検査				検査	休	休	休	休	休	休	休	休	休	週休																
34	*** **	A西３		自宅待機				最終勤	休	休	休	休	休	休	休	休	休	検査				14日												
35	*** **	A西３		自宅待機					最終勤	休	休	休	休	休	休	休	休	休	検査				14日											
36	*** **	A西３	2020/12/19	自宅待機 2020/12/19陽性				最終勤	休	休	休	休	休	休	休	休	休	検査				14日												
37	*** **	A西３		自宅待機				最終勤	休	休	休	休	休	休	休	休	休	検査				14日												
38	*** **	A西３		自宅待機			最終勤	休	休	休	休	休	休	休	休	休	検査				14日													
39	*** **	A西３	2020/12/21	自宅待機 2020/12/21陽性			最終勤	休	休	休	休	休	休	休	休	休	検査				14日													
40	*** **	A西３		自宅待機				最終勤	休	休	休	休	休	休	休	休	休	検査				14日												
41	*** **	A西３		自宅待機				最終勤	休	休	休	休	休	休	休	休	休	検査				14日												
42	*** **	A西３		自宅待機					最終勤	休	休	休	休	休	休	休	休	休	検査				14日											
43	*** **	A西３		自宅待機				最終勤	休	休	休	休	休	休	休	休	休	検査				14日												
44	*** **	A西３	2020/12/07	自宅待機→陽性			最終勤	休	休	休	休	休	休	休	休	休	検査	休	休	休	休	休	休	検査	休	休	休	休	休	休				
45	*** **	A西３		自宅待機				最終勤	休	休	休	休	休	休	休	休	休	検査				14日												
46	*** **	A西３	2020/11/25	自宅待機→陽性				最終勤	休	休	休	検査	休	休	休	休	休	休	休	休	週休	週休	週休											
47	*** **	A西３		自宅待機			最終勤	休	休	休	休	休	休	休	休	休	検査				14日													
48	*** **	A西３		自宅待機			最終勤	休	休	休	休	休	休	休	休	休	検査					14日												
49	*** **	A西３		自宅待機					最終勤	休	休	休	休	休	休	休	休	休	検査				14日											
50	*** **	A西3助手		陽性			検査	休	休	休	休	休	休	休	休	休	休	週休	週休															
51	*** **	A西3助手		自宅待機			最終勤	休	休	休	休	休	休	休	休	休	検査				14日													
52	*** **	A西3助手		自宅待機	最終勤	休	休	休	休	休	休	休	休	休	検査				14日															
53	*** **	A西3助手		自宅待機					最終勤	休	休	休	休	休	休	休	休	休	検査				14日											
54	*** **	A西3助手		自宅待機			最終勤	休	休	休	休	休	休	休	休	休	検査				14日													
55	*** **	A西7		中リスク A西7患者真野				検査	休	休	休	休	休	休	休	休	休	検査	休	休														
56	*** **	A西7		中リスク A西7患者真野				検査	休	休	休	休	休	休	休	休	休	検査	休	休														
57	*** **	A西7		中リスク A西7患者真野				検査	休	休	休	休	休	休	休	休	休	検査	休	週休		14日												
58	*** **	A西7		中リスク A西7患者真野				検査	休	休	休	休	休	休	休	休	休	検査	休	休		14日												
59	*** **	A東3	2020/11/23	陽性						検査	休	休	休	休	休	休	休	休	休	休	週休	週休	週休											
60	*** **	A東3	2020/11/23	陽性						検査	休	休	休	休	休	休	休	休	休	休	週休	週休	週休											
61	*** **	A東3	2020/11/23	陽性						検査	休	休	休	休	休	休	休	休	休	休	週休	週休	週休											
62	*** **	ｸﾘﾆｯｸ		濃厚接触者（夫リハ11/23陽性）						検査	休	休	休	休	休	休	休	休	休	休	休	休	休	休	休	休	休	休	週休	週休				
63	*** **	外来1HD	2020/11/23	陽性						検査	休	休	休	休	休	休	休	休	休	休	休	休	休	休										
64	*** **	A東3	2020/11/23	陽性						検査	休	休	休	休	休	休	休	休	休	休	休	休	休	休	休	休	休	休	休	休				

職員全体で情報を共有する

これまでは、いかに事実に則したデータを収集し、チームで判断するかについて述べました。最後に、出された方針や対策をいかにスムーズに職員に伝えるかについて述べます。臨時の管理者の会議でも現況を共有し、方針や対策を伝えますが、病院の勤務者は交代勤務などもあり、タイムリーに情報を伝えることは難しいものです。看護師長は、長期に渡って感染対応の対策、更新されるマニュアルを、その度にスタッフに伝えることにも負担がありました。電子カルテのサイトを立ち上げ、誰でも対策本部の情報を確認できるようにし、マニュアルもすぐに活用できるようにしました。さらに、安否確認システムを利用し、職員一斉に情報を提供しました。この安否確認システムを利用した情報共有の活用は、常日頃からの訓練が必要です。当院の看護部では災害リンクナースを配置しています。災害リンクナースがシステムを活用して情報共有の訓練をしています。施設によってシステムに違いはあるとは思いますが、認識しなければならないのは、情報共有にも訓練が必要であるということです。

状況が変わる中で、都度情報を整理することによって、周りを俯瞰してみて、先を予測して対策を立てる。看護管理者としては、冷静に判断し対応できるようになりたいと思います。その日々の努力が結果として、図 3-4-4 で示すように入院実績としては、大きな入院数の低下がなくベッドの平均単価が上昇しました。病院の経営上の面でも、また地域への貢献も可能にしたと考えます（図 3-4-5）。

図3-4-4　新型コロナ陽性患者受け入れ数

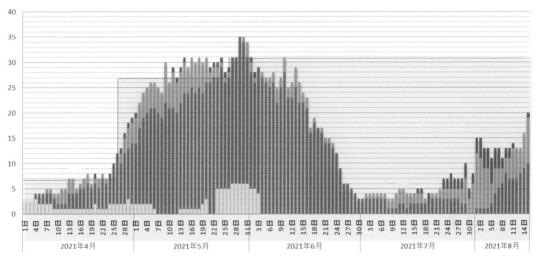

重症度別COVID-19陽性患者受入病床数推移 *2021年8月15日現在

■ 重症者数　■ 中等症Ⅱ　■ 中等症Ⅰ　■ 軽症

図3-4-5　新型コロナ感染症に伴う入院数および平均単価の推移

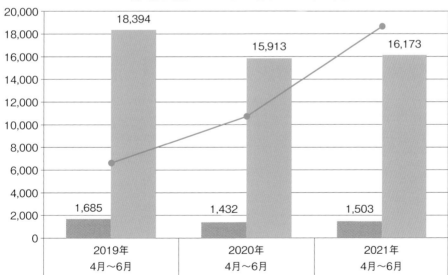

■ 新入院患者数　■ 延べ患者数　—●— 平均単価

📖 引用・参考文献
酒井明子編. 看護学テキスト NICE 災害看護 改訂第3版. 南江堂. 2018, 368.

●読者のみなさまへ●

このたびは、本増刊をご購読いただき、誠にありがとうございました。ナーシングビジネス編集室では、今後も皆さまのお役に立つ増刊の刊行を目指してまいります。つきましては、本書に関するご感想・ご提案などがございましたら当編集室（nbusiness@medica.co.jp）までお寄せくださいますよう、お願い申し上げます。

Nursing BUSiNESS
チームケア時代を拓く
看護マネジメント力UPマガジン

2021年秋季増刊（通巻214号）

データを制する看護管理者は病棟運営を制する

ヒト・モノ・カネの問題を解決！ データ分析・活用入門

2021 年 11 月 10 日発行　第 1 版第 1 刷
2024 年 10 月 10 日発行　第 1 版第 6 刷

定価（本体 2,800 円＋税）

ISBN978-4-8404-7459-7
乱丁・落丁がありましたらお取り替えいたします。
無断転載を禁ず。

Printed and bound in Japan

編著　宇都 由美子
発行人　長谷川 翔
編集担当　猪俣久人／栗本安津子
本文デザイン・DTP　三報社印刷株式会社
表紙デザイン　臼井弘志

発行所　株式会社メディカ出版
　　　　〒 532-8588 大阪市淀川区宮原 3-4-30
　　　　ニッセイ新大阪ビル 16F
　　　　編集　TEL 03-5777-2288
　　　　お客様センター　TEL 0120-276-115
広告窓口／総広告代理店　株式会社メディカ・アド
　　　　TEL 03-5776-1853

URL https://www.medica.co.jp
E-mail nbusiness@medica.co.jp
印刷製本　三報社印刷株式会社